腹腔镜手术配合

主编 张军花 侯晓敏 周 萍

科学出版社

北 京

内 容 简 介

随着腹腔镜技术的飞速发展,其显著的优势已被临床认可并广泛应用,其中普通外科、肝胆外科、妇科和泌尿外科的腹腔镜手术已逐步取代了大部分传统开腹手术,成为外科中突出的优势学科。《腹腔镜手术配合》是一部腹腔镜手术护理配合的专著,分两篇,共九章。总论部分包括腹腔镜外科发展史、腹腔镜手术种类、仪器设备、手术器械和常用物品、腹腔镜外科手术的基本配合;各论部分包括普通外科、肝胆外科、妇科和泌尿外科中 40 余例腹腔镜手术的手术入路、方法以及护理配合。全书集腹腔镜手术基础知识、手术步骤、护理配合于一体,重点围绕各个专科腹腔镜手术的护理配合和操作重点进行编写。内容丰富,实用性强,可作为手术室护理人员腹腔镜手术护理配合工作的操作规范和标准参考用书。

图书在版编目(CIP)数据

腹腔镜手术配合 / 张军花,侯晓敏,周萍主编. —北京:科学出版社,2016.3

ISBN 978-7-03-047588-6

Ⅰ. 腹… Ⅱ. ①张… ②侯… ③周… Ⅲ. 腹腔镜检—外科手术—图谱

Ⅳ. R656.05

中国版本图书馆 CIP 数据核字(2016)第 046591 号

责任编辑:戚东桂 马晓伟 / 责任校对:张怡君
责任印制:李 彤 / 封面设计:范璧合

科 学 出 版 社 出版

北京东黄城根北街 16 号
邮政编码:100717
http://www.sciencep.com

北京凌奇印刷有限责任公司 印刷

科学出版社发行 各地新华书店经销

*

2016 年 3 月第 一 版 开本:787×1092 1/16
2023 年 1 月第六次印刷 印张:9
字数:202 000

定价:48.00 元
(如有印装质量问题,我社负责调换)

《腹腔镜手术配合》编写人员

主　编　张军花　侯晓敏　周　萍
副主编　钟　奕　卜文君　谭　峰
编　者　（按姓氏汉语拼音排序）

卜文君　陈秋平　邓梅芳　何金华　侯晓敏

胡　佳　姜好凤　刘　娟　罗小平　谭　峰

王雪莲　向怀琛　熊桂英　颜　冬　杨洁梅

杨文君　余小敏　张春华　张军花　赵叶青

钟　奕　周　萍

前　言

　　微创外科手术是 21 世纪外科的主流和发展方向，由于其优势显著，已被临床普遍认可和广泛应用，成为现代医学科学的重要组成部分之一。20 世纪 80 年代我国成功开展了第一例临床腹腔镜手术，之后腹腔镜手术技术不断更新，手术种类已涉及外科的各个领域，其中普通外科、肝胆外科、妇科和泌尿外科的腹腔镜手术已逐步取代了大部分传统开腹手术，成为外科中突出的优势学科。本书主要内容为腹腔镜手术的种类、仪器设备、手术器械和常用物品、腹腔镜外科手术的基本配合，详细介绍了该类手术的护理配合方法，旨在为广大手术室护理人员提供腹腔镜手术护理配合的规范化操作指南。

　　本书在编写、出版过程中得到了同仁的大力支持和帮助，在此表示衷心的感谢。限于编者学识和水平有限，书中尚有许多不足之处，恳请广大读者和同行批评指正。

编　者

2015 年 12 月

目　　录

第一篇　总　　论

第二篇　各　　论

第一篇 总 论

第一章 腹腔镜外科发展史

腹腔镜(laparoscope)源于希腊语，其意是通过一种内镜进行腹腔内检查和治疗。20世纪80年代以来，以腹腔镜为代表的微创外科开启了外科领域的重要里程，使外科的发展进入了一个全新的境界。从一些里程碑式的重要事件中，我们可以看到腹腔镜外科发展的历史。

第一节 国外发展史

1901年，德国医师 Georg Kelling 在德国汉堡生物医学会议上首次报告了在活狗腹腔内充入气体后，用膀胱镜对狗的腹腔进行检查，而这种人工气腹的方法也一直沿用至今。1910年，瑞典的 Jacobacus 开展了第一台临床腹腔镜和胸腔镜手术。1914年，将膀胱镜改良定名腹腔镜。1927年 Korsbach 在 Munich 出版了第一本有关腹腔镜的专著《腹胸腔镜检查(Laparothoroscopy)》。1983年，德国妇产科医生Semm 完成了第一例完全腔内操作的腹腔镜阑尾切除术。1985年，德国的 Muhe 实施了世界上第一例腹腔镜胆囊切除术，并在 1986 年德国外科学会议上进行发言，向同行们展示了整个手术过程。世界各地的外科医生们受到他们的启示，开始积极地开展腹腔镜技术，在之后短短几年时间里，胆囊切除手术发生了很大的变化。成千上万的外科医生重新认识了腹腔镜手术，至此，"大外科、大切口"的年代结束了。

第二节 国内发展史

1987年，腹腔镜外科技术传入我国。1990年6月香港中文大学威尔斯亲王医院首次开展腹腔镜胆囊切除手术并获得成功。1991年1月该院外科医生钟尚志在广州医学院第一附属医院进行手术表演，同年2月，云南省曲靖市第二人民医院荀祖武等医生完成了我国首例腹腔镜胆囊切除手术，这标志着我国正式开展腹腔镜外科技术。此后，北京、上海、广州等地的医院也相继开展了腹腔镜手术。经过 20 余年的发展，腹腔镜技术在外科领域不断拓展，已逐步渗透至各个专科，如普通外科、肝胆外科、妇科和泌尿外科，其手术方式也在不断更新。据不完全统计，我国已开展的腹腔镜手术有近百种。通过国内外科专家们的不断努力，我国于 2002 年成为国际腹腔镜协会会员国，到目前为止，全国各大医院基本都开展了腹腔镜手术，一些腹腔镜术式已成为治疗某些疾病的"金标准"，估计全国每年完成腹腔镜手术百余万例，腹腔镜手术成为外科领域的重要阵地，将在今后的发展中做出更大的贡献。

参 考 文 献

傅贤波主译. 2007. 腹腔镜手术的发展与争议. 北京：人民卫生出版社.

潘凯. 2009. 腹腔镜胃肠外科手术图谱. 北京：人民卫生出版社.

第二章 特殊腹腔镜手术

第一节 无气腹下腹腔镜手术

为了避免利用CO_2建立气腹后一些潜在并发症的发生,1991年日本外科医生通过在患者的前腹壁下放置一种特殊的手术器械,将腹壁抬高来创造手术空间,开创了无气腹腹腔镜手术的先例。至今为止,已经有多种器械可用于无气腹腹腔镜手术中,如用金属线插于腹壁的皮下组织、T形或扇形的牵拉器等(图2-1)。近年来,有许多专家学者将此类手术方法和气腹下手术进行比较,发现无气腹下手术血流动力学及代谢改变较小,高碳酸血症和酸中毒发生率较低,对心排血量和中心静脉压影响较小。尽管以上优点已被研究

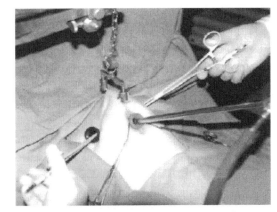

图 2-1 无气腹下腹腔镜手术腹壁悬吊器械

观察证实,但由于该类手术具有设备成本高、需要增加切口、腹壁抬高不均匀致解剖变形、手术野暴露不理想、术后疼痛增加以及腹部变形等缺点,无气腹腹腔镜手术仍未被临床广泛接受。

第二节 经自然孔道腹腔镜手术

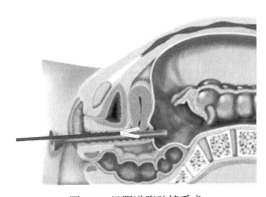

图 2-2 经阴道腹腔镜手术

经自然孔道内镜外科(natural orifice translumenal endoscopic surgery, NOTES)是近年来出现的新概念和新技术(图2-2),其基本理念是减少和隐蔽手术瘢痕,减轻术后疼痛,促进术后康复等。经胃、直肠、阴道、尿道等内镜外科技术由于受到诸如安全的腹腔入路、空腔脏器穿刺口的安全闭合、感染、缝合等客观技术条件的限制,仍处于试验阶段。脐是胚胎时期的自然孔道,也是人体固有的瘢痕,因此经脐手术也属

于 NOTES 手术范畴，这类手术既能达到隐藏手术瘢痕的效果，又避免了经胃、直肠、阴道的感染问题，还可以使用传统的腹腔镜器械。因此，经脐单孔腹腔镜外科技术是现阶段最为可行的 NOTES 手术。

第三节　单孔腹腔镜手术

单孔腹腔镜手术目前尚无统一的国际命名，现行的名称有的来自术式创始医生，有的来自工业厂商，比较通行的命名是腹腔镜内镜单部位手术(laparoendoscopic surgery，LESS)，国内一般习惯称为经脐单孔腹腔镜手术(transumbilical singleinlapar surgery，TUSILS)。经脐单孔腹腔镜外科技术的手术步骤与传统腹腔镜手术基本一致，但是在单孔的条件下，腹腔镜和各种手术器械几乎平行进入腹腔，造成一系列操作上的困难，如直线视野、器械难以形成三角形排列及穿刺套管和器械手柄在腹腔外部的拥挤等。因此，如果能够对穿刺器械加以改造，就能够有效降低手术难度。目前国外多采用多孔道穿刺器，如 Olympus 公司的 Triport、Covidien 公司的 SILSPor 等，这类穿刺器械在一定程度上缓解了手术器械相互之间的干扰，使操作角度增大，手术

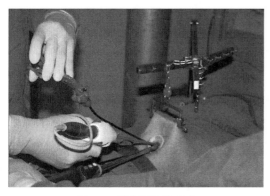

图 2-3　单孔腹腔镜手术

难度降低。另外，为了增加器械在腹腔内的操作角度，各个厂家也相继开发了可弯曲的腹腔镜和手术器械，这些器械的改进大大促进了经脐单孔腹腔镜手术的发展(图 2-3)。

第四节　机器人手术

外科手术机器人属于医疗机器人的一种，在医用机器人系统中，外科机器人的优势较大，研究最为突出。它可以提高手术质量，克服传统微创手术的缺陷，拓宽手术范畴。微创外科手术机器人系统一般采用主从操作方式，将手术医生的经验与机器人的精准定位、稳定运行、精确操作等特质有效结合。这既可以使外科医生获得与以往传统手术相似的操作环境，也可以协助医生完成精细的手术动作，减少外科医生在手术中因手部震颤造成的损伤，从而提高手术质量和安全性，缩短治疗时间，降低医疗成本。1994 年，美国 Computer Motion 公司研制了第一台协助微创手术的内镜自动定位系统(图 2-4)，取名伊索(Aesop)。1996 年，该公司研制开发了更为强大的 ZEUSJI 机器人外科手术系统。1999 年，美国 IntuitiveSurgical 公司成功开

发出达·芬奇(Da.Vinci)外科手术机器人系统(图2-5)，它包括一个医生控制平台、多功能手术床、各种手术器械和图像处理设备，多功能手术床包括 2 个机器人手臂和 1 个内镜持夹手臂。手术医生可以在别的房间甚至其他医院远程控制机械手实施手术。

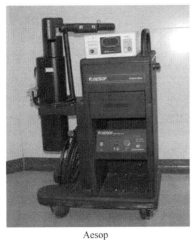

Aesop

图2-4　伊索机器人外科手术系统

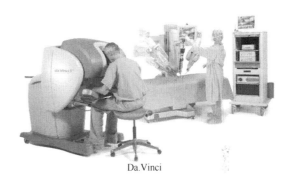

Da.Vinci

图2-5　达·芬奇机器人外科手术系统

参 考 文 献

顾朝辉，杨锦建，曾甫清主译.2013. 泌尿外科腹腔镜与机器人手术图谱. 北京：人民卫生出版社.

孙大为，2015. 妇科单孔腹腔镜手术学. 北京：北京大学医学出版社.

吴硕东，孔静.2012. 普通外科单孔腹腔镜手术图谱. 北京：人民卫生出版社.

第三章　腹腔镜外科手术仪器设备

腹腔镜手术主要依赖于仪器设备，仪器设备的优劣可直接影响手术效果，先进的仪器设备能确保手术顺利进行，缩短手术时间，减少手术并发症的发生。腹腔镜手术的仪器设备主要包括摄像系统、光源系统、人工气腹系统、冲洗吸引系统、电外科止血设备及录像转播系统等。

第一节　摄像显示系统

一、主要部件

摄像显示系统是腹腔镜设备的核心部件，决定着内镜成像的效果，其性能是腹腔镜设备档次最主要的决定因素。该系统由腹腔镜、摄像机和显示器组成，通过外接图像存储和传输系统进行图像的储存和传输。

（一）腹腔镜

目前临床上常用的有光学腹腔镜和电子腹腔镜两种。光学腹腔镜（图 3-1）是用导光纤维制成的内镜，具有导光、导像束、能反射及传导光线的特性，采用外部光源，可使光亮增加、图像清晰，尾端腹腔镜与摄像头相连，将术野内的图像聚焦传给摄像头，通过显示器提供图像。而电子腹腔镜（图 3-2）则是在腹腔镜前端设置固定摄像部件和电荷耦合器来代替纤维内镜的导管束，把从腹腔获取的光信号变成电信号传入摄像机进行信号处理，在显示器上提供图像。两种腹腔镜均能提供良好的导光性能、广阔的视野、均匀的亮度和立体感较强的图像。

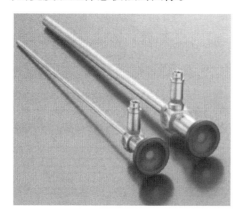

图 3-1　光学腹腔镜

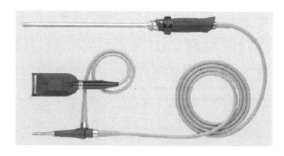

图 3-2　电子腹腔镜

1. 镜身直径　腹腔镜镜子的镜身直径 2～14mm，直径越大，透光度越强，所提供的视野和清晰度也就越好，常用的镜身直径有 3mm、5mm、10mm 三种。

2. 视角　腹腔镜镜子的视角有 0°及斜面 15°、25°、30°、45°和 70°，视角不同，镜下可观察的范围也不尽相同。视角以内的区域为镜下手术野，视角以外的区域为视野盲区。0°镜为前视镜，15°～30°镜为前斜视镜，45°～70°镜为斜视镜。0°没有折光，其视野中心在正前方，方向单一固定，容易掌握，缺点是视野小，对需要一定角度才能窥视清楚的解剖结构显露不够理想，手术操作时容易与器械相互碰撞。15°、25°、30°、45°和70°为斜面镜，其视野开阔，只需原位旋转镜身即可改变术野方向，术野盲区小，有利于显露，缺点是视角不易适应，视野图像给操作者的手眼配合带来一定的困难，不易掌握。可弯曲软头复合镜，不需转动镜身即可向各个方向随意改变视角，使盲区更小，使用方便，但价格相对高昂。

3. 放大倍数　腹腔镜的放大倍数与目镜和被观察组织器官的距离成反比，相距越近，放大倍数越大，距离 1～2cm 时，放大 4～6 倍；距离 3～4cm 时，放大 2～3 倍。

（二）摄像机主机和摄像头

1. 摄像主机　又称为图像处理器（图 3-3），即可将肉眼难以识别的物像通过计算机特殊处理技术，使其变得清晰可辨。数字化的图像处理器能使图像变得更加逼真，三维立体腹腔镜的镜体内有两组透镜组，同时获取两组信号，经摄像主机处理后呈现在显示器上，医护人员通过佩戴特制的偏光眼镜进行观察，其图像可以达到接近实物的立体效果。

2. 摄像头（图 3-4）　通过摄像头适配器与腹腔镜相连接，摄像头内的电子耦合器有单个的，称为单晶片摄像头；有三个的，称为三晶片摄像头。

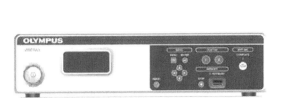

图 3-3　摄像主机

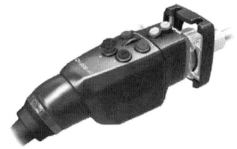

图 3-4　摄像头

（三）图像显示器

摄像主机输出的图像信号通过视频数据连接线输入显示器以实现同步显示，临床上常用的医用显示器是 14in 或 20in 彩色显示器，其分辨率应高于摄像主机的分辨率（图 3-5）。

（四）图像存储和传输系统

图像存储和传输系统（图 3-6）是保存和传输图像的硬件和软件系统，以计算机为中心，由图像信息的获取、传输、存档和处理等部分组成。腹腔镜手术图像由摄像头摄取，通过图像处理器直接输入传输系统，系统对图像信息的输入、检索和处理起着桥梁作用，主要有网线、光导通信和微波通信 3 种形式。图像信息的处理则由计算机的容量、处理速度和可接终端数目决定。

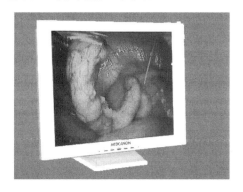

图 3-5　图像显示器

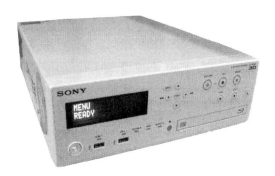

图 3-6　图像存储和传输系统

二、使用与操作

（一）操作流程

（1）检查摄像主机、显示器之间的视频线连接是否正确。

（2）连接摄像主机和显示器电源，打开电源开关，检查图像输出情况，此时显示器上出现彩条为正常图像。

（3）连接摄像头，此时显示器上出现实时图像。

（4）根据需要准备无菌腹腔镜目镜，无菌保护套。如使用光学镜，由巡回护士将摄像头目镜端擦拭干净后，配合戴好无菌保护套；如使用电子镜，则由器械护士在妥善固定摄像头数据线后，将设备连接端递予巡回护士连接摄像主机。

（5）配合调节焦距，调整白平衡。

（6）关机时，先关电源开关，在拔出摄像头数据线接头，清洁整理。

（二）注意事项

（1）尽量选择使用与摄像主机品牌一致、型号匹配的摄像头。

（2）摄像头与主机连接、分离时，应在关闭电源的情况下操作，否则会对其内部电子耦合器造成损坏。

（3）摄像头与主机连接时应直接插、拔，禁止强行扭转，防止视频针折断。

（4）变换手术体位时，注意防止碰撞摄像头、腹腔镜目镜。

（5）摄像头数据线应环形缠绕，严禁小角度弯曲。

（6）摄像头目镜端视窗应用软布或镜头纸擦拭，防止刮花。

（7）消毒灭菌要严格遵照厂家说明书要求进行，储存时避免长期暴露于潮湿环境。

第二节　光　源　机

一、主　要　部　件

现代腹腔镜光源均使用冷光源，光源系统包括冷光源机和导光纤维(图 3-7)。目前临床上使用的光源多为 300W 的氙气灯，它具有接近自然光的发光光谱，范围包括从紫外线到红外线。导光纤维通过光源机与腹腔镜镜子的连接，将光源的光传导到镜子，照亮术野。导管纤维的长度有 1.8m、3m、3.6m，直径有 0.5cm、1cm、1.5cm，目前常用的有光导纤维光缆和液晶光缆两种。

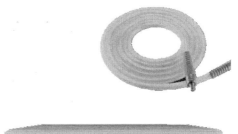
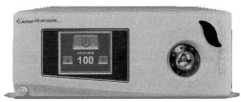

图 3-7　光源机和导光纤维

二、使用与操作

(一)操作流程

(1)检查光源机，准备相同品牌、适合型号的导光纤维，不同品牌的需要准备适用的接头。

(2)根据导光纤维的长度准备适合的无菌保护套。

(3)连接光源机电源，将亮度调至最低，打开电源开关。

(4)如使用光学镜，巡回护士配合戴好无菌保护套，连接目镜；如使用电子镜，则由器械护士在妥善固定目镜端导线后，将连接端递予巡回护士连接光源机。

(5)根据手术进程，打开"standby"键，调节适合的亮度。

(6)关机前，先将亮度调至最低后，再关闭电源开关。

(二)注意事项

(1)尽量选择使用与光源机品牌一致的导光纤维，品牌不同时可配备相应的接头，确保连接正确、紧密，减少光亮度的丢失。

(2)导光纤维应与腹腔镜目镜相匹配。直径 4.8mm 的导光纤维应配直径 4mm 以上的目镜，直径 3.5mm 的导光纤维应配直径 4mm 或以下的目镜，直径 2.5mm 的导光纤维应配直径 2.7mm 的目镜。

(3)使用前检查光源机上灯泡寿命的显示，当警示灯亮起时应及时更换灯泡。

(4)光源机工作时会产生高热能，避免长时间照射同一点。

(5)戴、卸无菌保护套和清洁导光纤维时避免暴力拉扯，应环形缠绕，严禁小角度弯曲。

(6)关机时应先将亮度调至最低再关闭电源；开机后，亮度应由低向高逐步调节，一般情况下，亮度调至中位值即可满足使用。

(7)手术中暂时不用时，可调整"standby"键，避免关机后瞬间开机。

第三节　人工气腹系统

一、主要功能与部件

腹腔镜手术需要通充分、稳定的气腹以创造良好的术野操作空间，人工气腹系统由二氧化碳气腹机、硅胶连接管和气腹针组成(图3-8)。二氧化碳气腹机有半自动和全自动两种，目前临床上常用的为全自动二氧化碳气腹机，它可以实时检测腹腔内压力以保证安全。由于二氧化碳无毒、溶解度高、更容易吸收且清除快，在热效应下不会引起爆炸等特点，被临床选择作为注入气体。

二、使用与操作

(一)操作流程

(1)检查气腹机，准备无菌硅胶连接管、高压连接管。

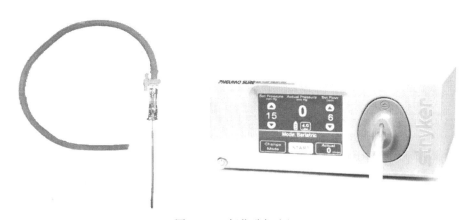

图 3-8　二氧化碳气腹机

(2)检查二氧化碳气源，如使用中央管道供气，则直接将高压连接管接头插入二氧化碳终端；如使用二氧化碳气瓶供气，则需将高压连接管与气瓶妥善连接，打开气瓶控制阀，调节减压阀压力，输出压力一般大于 0.5kPa。

（3）连接气腹机电源，打开电源开关进行设备自检。

（4）根据手术需要，设定适合的气腹压力参数。

（5）器械护士将无菌硅胶连接管妥善固定好后递给巡回护士，连接至气腹机输出接口。

（6）巡回护士遵医嘱按"start"键，开始注气；使用完毕后，按"stop"键，停止注气。

（7）关闭气腹机前，先关闭二氧化碳气瓶控制阀，拔出气腹管，放余气，最后关闭气腹机电源开关。

（二）注意事项

（1）确保管道连接紧密，防止气体外泄。

（2）手术开始前检查二氧化碳供气压力，如仪器自检显示红灯，需及时更换气瓶或检查中心供气终端压力。

（3）开始注气前，需确认气腹针在腹腔内。

（4）根据患者年龄、体重和病情设置气腹压力、流量，腹腔镜手术气腹压力一般设置在 16mmHg 以下，成人为 12～14mmHg，小儿 11mmHg 以下；对于老年人、婴幼儿、体质较差或患有呼吸系统疾病的患者，在手术中气腹压力酌情调低；内镜下甲状腺手术的压力一般控制在 6～8mmHg。

（5）手术中密切观察充气情况，发现气压过低或过高需及时处理。

（6）手术结束后，需按要求操作放出余气。

第四节　冲洗吸引系统

一、主要功能与部件

冲洗吸引系统由全自动冲洗泵、冲洗瓶、吸引瓶、冲洗管和抽吸头组成（图 3-9）。抽吸头有直径 5mm 和 10mm 两种，抽吸头上装有双控阀门，以控制冲洗和吸引，前端多个侧孔有助于吸出液体、血凝块及止血设备产生的烟雾。除了冲洗和吸引的功能外，抽吸头还可以用于手术中钝性分离，使用时需将抽吸功能关闭，防止吸出二氧化碳气体，导致气腹压力过低而影响术野显露。

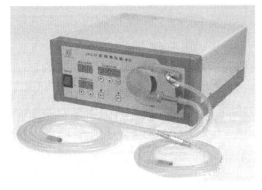

图 3-9　冲洗吸引系统

二、使用与操作

(一)操作流程

(1)检查冲洗泵，连接电源。

(2)根据手术需要准备适合的冲洗液。

(3)器械护士将无菌冲洗管道递予巡回护士，巡回护士将插头插入冲洗液中。

(4)器械护士将无菌连接管和冲洗管交予巡回护士，由巡回护士按设备要求进行连接。

(5)开启电源开关，即可开始冲洗腹腔。

(6)使用完毕，清洁设备。

(二)注意事项

(1)连接冲洗管道时应注意无菌操作，管道连接紧密、稳妥，防止冲洗过程中意外脱落。

(2)常用的冲洗液为生理盐水，必要时根据手术需要遵医嘱执行。

(3)冲洗插头插入瓶中时应确保插入深度，以防加压失败。

第五节　外科止血设备

腹腔镜手术可选用高频电刀、氩气刀、超声刀和激光仪等设备进行组织切割、分离和止血。

一、高频电刀

(一)主要功能与部件

高频电刀又称为高频电流发生器，是腹腔镜手术中最常用的切割和止血设备(图 3-10)。按电流回路的不同，可分为单极高频电切电凝和双极高频电凝。

1. 单极高频电切电凝　高频电流产生密集的电子束，通过电刀头将局部组织切开、凝固或边切边凝，通过粘贴

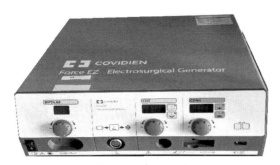

图 3-10　高频电刀

在患者身上的负极板而形成回路。腹腔镜手术电刀头的形状种类较多，有钩形、针形、铲形、圆柱形等，其中以钩形电刀头最为常用(图 3-11)。

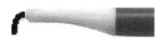

图 3-11　钩形电刀头

2. 双极电凝　双极是指输出极和输入极，电流从其输出极流经所作用的机体组织，再通过输入极流回高频发生器而形成回路。由于双极电凝无需通过人体完成回路，因此，大大减少了对人体组织的损伤，危险性相对较小，其缺点是作用速度慢，效果不如单极高频电凝好。

(二)使用操作

1. 操作流程

(1)检查高频电刀，包括负极板连接线、负极板及单极或双极脚踏。

(2)连接设备电源，开机进行自检。

(3)连接负极板导线，选择合适部位，将负极板正确粘贴在患者身上，再将负极板连接线插头插入高频电刀负极板接口处，负极板指示灯亮绿。

(4)将脚踏开关置于适合的位置供术者使用。

(5)器械护士将单极或双极电凝线保留好台上所需长度后，将设备端递给巡回护士，由巡回护士将其正确插入高频电刀对应接口。

(6)根据需要设定输出功率和工作模式，一般输出功率为 30～70W，器械护士将电凝器妥善放置，备用。

(7)手术结束后关闭电源开关，拔出电凝线，撤除负极板，整理设备并登记使用情况。

2. 注意事项

(1)检查负极板的规格、完整性和有效使用日期。

(2)根据患者情况选择适合的负极板，婴幼儿使用专用负极板。

(3)选择适合的部位粘贴负极板，避开皮肤破损、骨隆突处和有金属植入物处，尽量选择肌肉、血运丰富及靠近手术野的部位进行粘贴。

(4)安装心脏起搏器的患者慎用单极电刀。

(5)插入或拔出电凝线时，应手持头端，严禁拉扯线身。

(6)根据患者情况、手术部位及厂家建议参数设定输出功率，避免功率过大对周围组织的热损伤。

二、超　声　刀

(一)主要功能与部件

超声刀是利用超声频率发射器，使金属刀头以 55.5kHz 的超声频率进行机械振荡，使所接触的组织细胞内的水汽化，蛋白质氢键断裂，细胞崩解，从而使组织被切开或凝固，达到切割分离及止血的目的。它集抓取、分离、切割、止血等功能为一体，对直径 7mm 以下的血管均可有效止血，使用时对周围组织损伤轻、热损伤区域小、不会产生烟雾、术野清晰，是腹腔镜手术中重要的设备之一。超声刀包括主机(图 3-12)、超声刀手柄(图 3-13)、刀头扳手和脚踏开关，超声刀头有超声剪、超声剥离刀、超声分离钩和超声凝固球等。

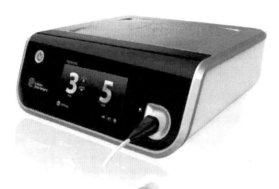

图 3-12 超声刀主机

(二)使用操作

1. 操作流程

(1)准备超声刀主机、无菌超声刀头、超声刀手柄、刀头扳手，连接脚踏开关。

(2)连接设备电源，开机进行自检：开机后数秒钟"standby"键显示橘黄色灯亮，按下此键，"ready"指示灯亮，表示自检通过。

(3)开启并检查无菌超声刀头、超声刀手柄、刀头扳手。

(4)安装刀头：器械护士左手握超声刀手柄，右手持刀头，对接后垂直于地面顺时针旋紧，再用刀头扳手旋紧加固，听到"咔咔"两声即表示已旋紧。

(5)检测刀头和手柄：器械护士将手柄线连接设备端递给巡回护士，由巡回护士将其连

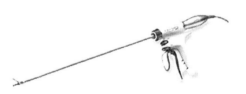

图 3-13 超声刀手柄和刀头

接到超声刀主机上，根据需要选择手控按钮或安置好脚踏开关，器械护士手握刀头、张开钳口、击发手控开关或脚踏开关，主机发出检测提示音，持续 3～5 秒后出现正常提示音，表示刀头和手柄通过检测，可以使用。

(6)术中及时清理刀头钳口。

(7)术后，关闭主机电源，卸下超声刀头，拔出超声刀手柄线，整理设备并登记使用情况。

2. 注意事项

(1)超声刀的放置位置距离其他止血设备不小于 1m。

(2)使用前仔细检查超声刀头的完整性。

(3)安装刀头使用刀头扳手时须将钳口端闭合，在进行设备检测时，刀头钳口必须张开在空气中，不能用手触摸。

(4)使用中不能闭合空击发，不能夹持或接触金属器械、骨头，不能用于输卵管闭合。

(5)如持续使用时间过长，刀头温度到达 100℃时会自动报警，可在生理盐水中浸泡一下，以降低刀头温度。

(6)刀头有焦痂时可浸泡在生理盐水中振动，或用针头将其清理干净。

三、结扎速血管闭合系统(Ligasure)

(一)主要功能与部件

结扎速血管闭合系统(Ligasure)(图3-14)是一种新型的手术止血设备,它的工作原理是使血管壁的胶原融合,从而封闭血管,可有效闭合直径 1～7mm 的血管和组织束,使用时组织粘连和焦痂少,热传导范围小,体内无异物残留。

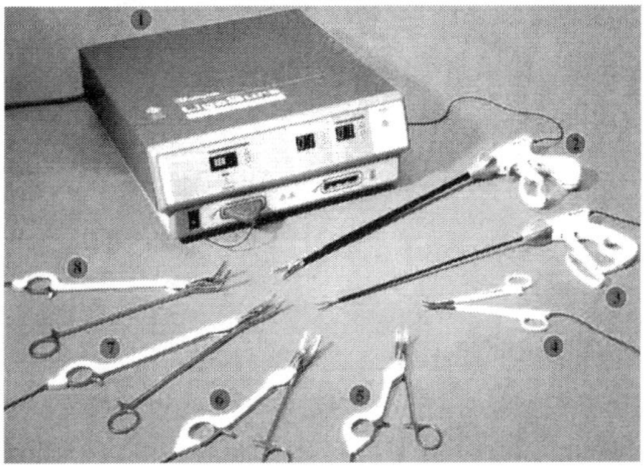

(二)使用操作

图 3-14　结扎速血管闭合系统

1. 操作流程

(1)准备 Ligasure 主机、无菌刀头。

(2)连接设备电源,开机进行自检。

(3)将脚踏开关置于适合的位置供术者使用。

(4)根据手术需要调节功率。主机面板紫色插孔上方显示 Ligasure 功率,按上下箭头键可进行输出功率的调整,一般手术调整 2 个荧光条,也可按复位键调至常用功率。

(5)器械护士将 Ligasure 刀头设备端递予巡回护士,连接至主机上对应插孔,备用。

(6)手术中使用:夹住血管或组织,按下锁扣听到"咔嚓"响,踩下脚踏开关直至主机发出"滴滴"信号提示音后松开脚踏开关,按压弹出刀片切断组织,最后按下锁扣打开 Ligasure 刀头。

(7)手术结束后关闭电源开关,拔出 Ligasure 接头,整理设备并登记使用情况。

2. 注意事项

(1)Ligasure 脚踏开关应插入对应的插孔,避免误插入"双极脚踏开关"插口上。

(2)输出功率需根据应用的组织部位来设定。

(3)使用中保持刀头清洁,刀头有焦痂时可用湿纱布轻轻擦拭,避免损坏刀头咬合面,影响使用效果。

第六节　动力粉碎器

一、主要功能与部件

动力粉碎器(图3-15)用于腹腔镜组织、肌瘤的水平粉碎。切割时,设备的电子线路会控制管的速度,通过调整切割速度可以完成对所有类型和不同厚度组织的理想切割。

主要部件包括动力粉碎器主机、马达、旋切刀管及相应配件。

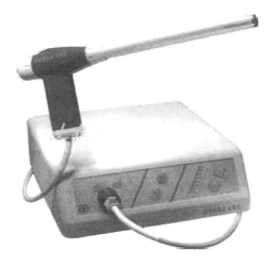

图 3-15　动力粉碎器

二、操 作 流 程

(1)准备动力粉碎器主机,无菌包装的马达、旋切刀管及相应配件。

(2)器械护士正确安装好动力粉碎器马达和旋切刀管,将马达连接线设备端递予巡回护士,巡回护士将其连接于主机上。

(3)打开主机电源开关,器械护士将大鼠齿抓钳置入连接好的旋切刀管内,递予术者使用。

(4)组织粉碎完毕,巡回护士关闭主机电源,拔出马达连接线,整理设备并登记使用情况。

三、注 意 事 项

(1)安装动力粉碎器马达时,应将手控按钮装在上方,方便医生操作。

(2)粉碎器马达部分不可采用高温、高压灭菌。

参 考 文 献

贺吉群. 2012. 图解内镜手术护理. 长沙:湖南科学技术出版社.

魏革,刘苏君. 2005. 手术室护理学. 第 2 版. 北京:人民卫生出版社.

第四章　腹腔镜外科手术器械及常用物品

根据手术需要，腹腔镜外科手术器械可分为基本手术器械和选配器械。

第一节　基本手术器械

一、气　腹　针

由尖锐的针鞘和钝头的针芯组成（图4-1）。针芯带有弹簧，当穿刺遇到阻力时，钝头针芯回缩，使气腹针处于穿刺状态。当气腹针进入腹腔或无阻力区时，由于弹簧作用，钝头针芯弹出，可防止气腹针误伤血管或腹腔内脏器。气腹针的规格有12cm和15cm，后者主要适用于肥胖患者。

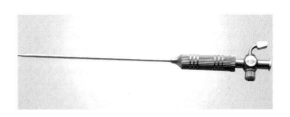

图4-1　气腹针

二、穿　刺　套　管

由套管鞘和针芯组成。套管鞘上有个防漏阀门，防止术中CO_2外溢。套管针的长度为10～12cm，直径0.3～2cm，根据手术入路、使用腹腔镜和手术器械的直径，选择适合的套管。

1. 套管的种类　根据套管的材质分为一次性套管针（图4-2）和多次性套管针（图4-3）两种。一次性套管针为塑料材质，既绝缘又不反光，但使用成本相对较高。穿刺针芯装有安全鞘，可防止穿刺时误伤脏器，防漏气阀门多为翻动式盖片型，可在器械进出时自动翻开和关闭。多次性套管针为金属材质，不绝缘，但可以反复使用。穿刺针芯无保护鞘，其套管的防漏气阀门多为滑动式喇叭形，器械进出时需用手压紧弹簧阀门方可通过。在手术操作中，遇到使用带电操作的器械（如电凝钩、电铲、分离钳等）绝缘层剥脱时，可导致电短路，而减弱电凝电切的效果，还可引起肌肉收缩、颤动，甚至会发生意外损伤。

2. 套管的附件　穿刺套管的附件有：①转换器或转换帽，在直径较粗的套管内使用较细的器械时，可防止漏气；②螺纹固定套，将套管鞘固定在腹壁，防止操作时套管鞘滑脱。

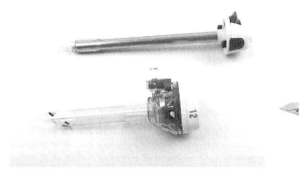

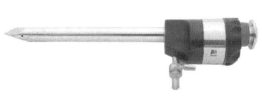

图 4-2　一次性套管针　　　　　　　　图 4-3　多次性套管针

三、钳　　类

1. 分离钳　分离钳(图 4-4)的长度一般为 33～35cm，常用的直径为 5mm，手术操作中可以根据需要 360°旋转，除头端功能部分外，其余部分均有绝缘保护。根据分离钳头端的形状，将分离钳分为直分离钳、弯分离钳和直角分离钳，可完成分离、牵引和缝合打结等操作，分离钳尾端连接电凝导线后，还可进行电凝止血的操作。

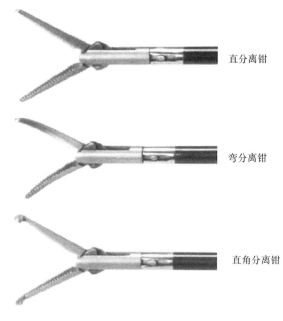

图 4-4　分离钳

2. 抓钳　抓钳(图 4-5)的长度一般为 33～35cm，常用的直径有 5mm 和 10mm 两种，主要用于钳夹组织，分为有齿抓钳和无齿抓钳。有齿抓钳有一定的损伤性，用于抓持壁厚的器官或拟切除的组织。无齿抓钳则用于钳夹不能损伤的重要器官，如肠管、输尿管、输卵管、血管、膀胱等。

3. 取石钳　取石钳(图 4-6)的长度一般为 33～35cm，常用的直径为 5mm，用于取石、取小标本和清理多余脂肪组织。

四、剪　类

1. 电钩　电钩(图 4-7)的长度一般为 33～35cm，常用的直径为 5mm，主要用于解剖、分离、电切和电凝，除尖端功能部分外，其余部分必须有绝缘保护。有的电钩带有中空通道，可兼有冲洗、排烟的作用。

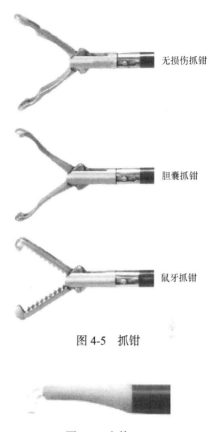

无损伤抓钳

胆囊抓钳

鼠牙抓钳

图 4-5　抓钳

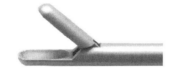

图 4-6　取石钳

图 4-7　电钩

2. 剪刀　剪刀(图 4-8)的长度一般为 33～35cm，常用的直径为 5mm，根据头端形状有直头、弯头、钩形剪，弯形剪刀有左弯和右弯两种，手术中可根据组织的厚薄、韧性和硬度选择适合的剪刀。有的剪刀尾部装有单极电凝接头，连接电凝导线后可先电凝止血，再剪断组织。

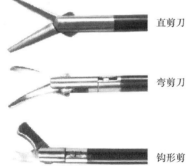

直剪刀

弯剪刀

钩形剪

图 4-8　剪刀

第二节　选配手术器械

一、结扎缝合类

1. 施夹器　施夹器(图 4-9)的长度一般为 33～35cm，常用的直径有 5mm 和 10mm 两种，分为连发施夹器和单发施夹器。夹钉有可吸收夹钉和不可吸收金属夹钉两种，分为大、中、小三种型号，配合相应型号的施夹器使用。施夹器配合夹钉用于夹闭血管止血和其他管道组织，如胆囊管、输卵管、阑尾等管道器官组织的残端。

2. 持针器　持针器(图 4-10)的结构与钳类器械相似，头部有不同形状，适用于不同角度的操作。

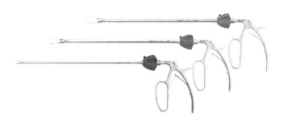

图 4-9　施夹器

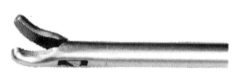

图 4-10　持针器

图 4-11　打结推杆

3. 打结推杆　为体位打结时使用的推杆（图 4-11），有一次性使用的塑料推杆，也有重复使用的头端呈 X 形、C 形或 O 形的金属推杆。

二、吻 合 类

1. 线性切割闭合器（图 4-12）　用于切割和关闭空腔脏器，或闭合大的血管管腔。根据钉仓的长度可分为 30mm、45mm、60mm 等规格，适用于不同厚度组织的钉合。

2. 圆形吻合器（图 4-13）　用于空腔脏器之间的吻合，如食管吻合、胃肠吻合、结直肠吻合等。根据吻合器头的直径，有 21mm、25mm、28mm、31mm、33mm 等规格；根据吻合器轴身的形状可分为直轴型和弯轴型两种。圆形吻合器的吻合钉为钛钉，钉脚长度有 3.5mm、4.8mm 等，根据吻合组织的厚度选择适合的吻合钉。

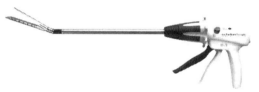

图 4-12　线性切割闭合器

3. 疝修补钉合器（疝钉枪）（图 4-14）　用于疝补片的固定，常用的钉合器杆外径为 5mm。

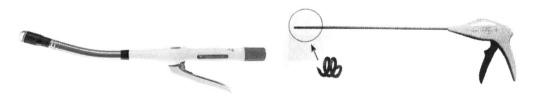

图 4-13　圆形吻合器　　　　　　图 4-14　疝修补钉合器(疝钉枪)

4. 腹壁穿刺孔吻合器（图 4-15）　用于腹腔镜手术腹壁穿刺孔的缝合。常用的穿刺孔吻合器为 EndoClose 针，还可以用于小儿腹腔镜腹股沟疝囊高位结扎术中带线环绕内环口，腹腔镜切口疝修补中缝合固定腹壁补片及其他情况下的腹壁缝合。

5. 镜下自动缝合器（EndoClose Stitch）（图 4-16）　是美国外科公司研制的一种用于

腹腔镜手术中的新型自动缝合装置，通过端头两支持针臂交替接针完成缝合操作，可避免常规缝合中因操作角度受限而难以完成的镜下缝合。

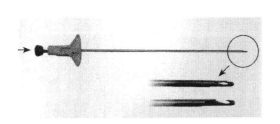

图 4-15　腹壁穿刺孔吻合器

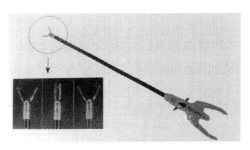

图 4-16　镜下自动缝合器(EndoClose Stitch)

三、其　　他

1. 牵开器(图 4-17)　常用的有扇形牵开器、可旋转的钩形牵开器、杠杆式牵开器、带翼观察牵开器和球囊牵引袋等。主要用于腹腔镜手术中将手术部位邻近组织牵开或扒开，从而更好地显露手术野，便于操作。

2. 冲洗吸引器(图 4-18)　连接吸引管和冲洗管，用于清除术野的积血、积液及烟雾。

3. 标本粉碎器和标本袋(图 4-19)　当切除的标本体积较大时，需将标本放入标本袋中，使用标本粉碎器弄碎后，再取出。

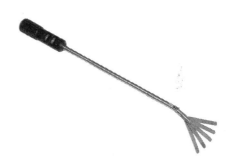

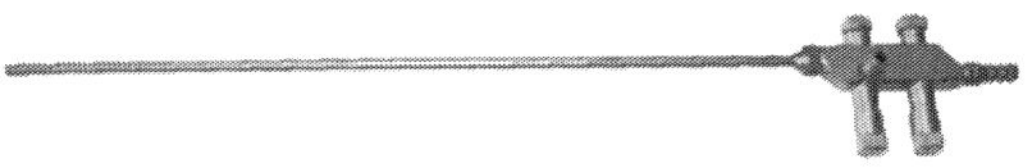

图 4-17　牵开器

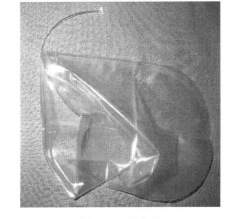

图 4-19　标本袋

图 4-18　冲洗吸引器

参 考 文 献

贺吉群. 2012. 图解内镜手术护理. 长沙：湖南科学技术出版社.

谭家驹，孙增勤，甄作均，等. 2003. 微创外科手术与麻醉. 北京：科学技术文献出版社.

第五章　腹腔镜外科手术基本配合

腹腔镜手术中术者不能直接触摸腹腔内器官，外科医生必须适应眼望监视器，由器械取代双手触觉进行手术操作的方式。因此，熟悉腹腔镜设备和器械、创造空间立体感、镜下操作的方向感及规范的手术操作方法成为每位术者必须具备的基本技能。作为腹腔镜外科手术的配合护士，同样必须了解掌握相关内容，以确保高质量的手术护理配合。

第一节　手术前准备

一、设备的准备

准备成套的腹腔镜设备，包括监视器、摄像主机、冷光源、气腹机、高频电刀、冲洗泵等，检查设备背面所有接口，核实线路连接是否牢固。检查 CO_2 气瓶内气体存量或 CO_2 中心管道压力情况。根据手术需要准备止血设备、动力粉碎器，并检查其功能是否正常。准备手术器械及特殊用物，检查其包装完整性、灭菌效果和有效使用期限。

二、体位的准备

腹腔镜手术中适当安置患者的手术体位对术野暴露十分重要，常用的手术体位有以下几种。

（一）平卧位（图 5-1）

腹腔镜手术患者大多采用屈氏位，即患者取仰卧位，术中调整至头高脚低，即手术床头端向下倾斜 10°～20°，向左侧倾斜 30°，使肠管移向上腹部而有利于显露肠系膜根部及下腹部结构和盆腔，通常用于腹腔镜下精索静脉高位结扎、膀胱癌根治、结肠手术等。手术中患者平卧，调整手术床尾端向下 10°～20°，适用于腹腔镜下肝脏、胆囊、胃手术。

（二）侧卧位（图 5-2）

患者健侧卧位，患侧朝上，垫高腰桥，患侧下肢伸直，健侧下肢弯曲，两膝之间垫一软枕，固定骨盆。固定牢靠后，将手术床头、尾两端适当调低。该手术体位适用于腹腔镜下肾脏、输尿管中上段、肾上腺手术。

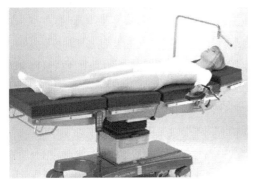

图 5-1　平卧位

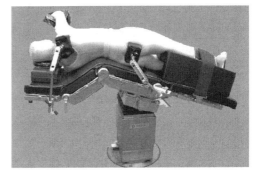

图 5-2　侧卧位

（三）截石位（图 5-3）

腹腔镜手术中常用的截石位为改良式截石位，患者取截石位，腿架软垫面与手术床平面呈 15°～30°，臀部抬高，头部放平。适用于腹腔镜下子宫、输卵管、卵巢、直肠、阑尾、前列腺等部位的手术。

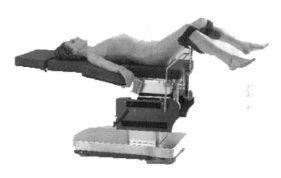

图 5-3　截石位

第二节　手术中配合

一、建立气腹

人工气腹是腹腔镜外科手术的首要步骤，建立人工气腹后可确保腹腔有足够的空间进行手术操作，使手术野显露清晰，有助于手术顺利实施和减少并发症的发生。

（一）穿刺方法（图 5-4）

1. 部位选择　气腹针的穿刺部位一般在脐下部，是预计放置主套管的位置。

2. 穿刺步骤　用消毒纱布彻底消毒脐孔并清除污垢，术者用手或借助组织钳、巾钳等暴露脐部，用尖刀在脐部

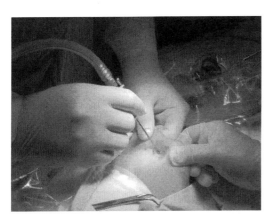

图 5-4　气腹针穿刺

正中纵向或上下缘横向做 1～1.5cm 的切口，提起腹壁，用气腹针进行垂直穿刺。

3. 注意事项 如患者有既往腹部手术史,在选择穿刺部位时应尽量避开手术瘢痕,以防止穿刺误伤内脏。提起腹壁可用手或借助组织钳、巾钳等器械,出于省力、可靠、不易疲劳等原因,一般多采用后者;如采用手提起腹壁,应特别小心腹壁滑脱而发生意外。穿刺方向应与腹壁垂直,术者使用手腕的力量稳妥而缓慢地进针,避免暴力穿刺而损伤腹腔脏器,需确认气腹针进入腹腔后方可进行充气。

(二)确认方法

1. 听声音 当气腹针进入腹腔后,用力提起腹壁,使腹腔内负压增加,空气骤然从针孔进入腹腔,会产生轻微的"嘶嘶"声。

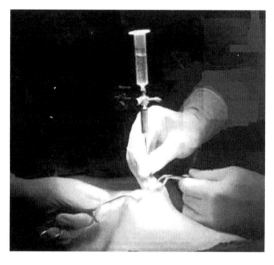

图 5-5　注水实验

2. 注水实验(图 5-5) 当气腹针进入腹腔后,在针尾连接装有生理盐水的注射器,先回抽,确认无血或肠液时,抽出注射器芯,此时,由于腹腔内负压,针筒内的生理盐水会顺畅地流入腹腔,可表明气腹针已进入腹腔。

3. 负压观测 使用一次性气腹针时,可通过观察气腹针尾端浮动球状态判断穿刺是否成功,当气腹针进入腹腔时,由于腹腔内负压作用,浮动球将被吸至窗口底部。

(三)灌注 CO_2

确定气腹针进入腹腔内之后,将气腹针的尾端连接 CO_2 导管接头,检查预先设定好的充气流量和腹腔压力,打开开关进行充气。开始充气时,气体流量设定为低流量(0.5~1L/min),使 CO_2 缓慢进入腹腔,防止腹压急骤升高,影响心肺功能。腹腔内压力达到3mmHg 时,可以调整为中流量(3~5L/min),直至维持设定腹腔压力(成人为 12~14mmHg,小儿 8~12mmHg)。开始充气时,如果气腹机的读数显示腹内压大于 13mmHg时,表明气腹针进气受阻,可能针头位置不当或移位,应停止进气,并调整针头位置或重新进行穿刺。在充气的过程中,应严密观察腹部膨胀是否均匀对称,如果发现腹部不对称膨隆或出现腹壁皮下气肿,应考虑气腹针误入腹壁、腹膜外或空腔脏器,应立即停止充气,调整气腹针深度。

二、放置套管

当气腹压力达到预期设定值时,拔出气腹针,准备置入套管。有主套管和工作套管,主套管又叫内镜套管,是腹腔镜进入腹腔的通道;工作套管又叫辅助套管,各种手术器械通过工作套管进入腹腔，进行手术操作，或协助牵开邻近组织器官，便于显露。

（一）主套管

置入主套管主要选择在脐孔，是进入腹腔的首枚套管，根据目镜的直径，可选择10mm或5mm的套管针。主套管的置入方法有穿刺法和开放法两种。

1. 穿刺置管法（图5-6）　完成人工气腹后，腹腔内压力应达到13mmHg，拔出气腹针，用巾钳提起腹壁，在原穿刺点戳入套管针，穿刺针进入切口后，术者将套管针穿刺方向与腹壁平面垂直，用手腕力量稳定而缓慢地旋转推进，当有落空感时，改为45°再向前推进约1cm，拔出套管针芯，打开套管针上侧的充气阀门即可听到腹腔内气体逸出所发出的"咝咝"声，提示套管针已进入腹腔，置入腹腔镜，确定套管进入腹腔后，连接CO_2导管，持续充气，保持腹腔内压力。此项操作是腹腔镜手术中最为危险的步骤，术者需小心谨慎，切不可暴力操作，防止穿刺锥刺破肠管或血管等意外发生。

2. 开放置管法（图5-7）　若既往有腹部手术史或腹腔内巨大肿瘤的患者，可采用开放置管法。在距离原手术瘢痕至少2～3cm处，选位做2～3cm的切口，切开皮肤、皮下组织至腹膜，用手指伸入腹腔探查，如有粘连应先进行分离。在直视下置入套管外鞘，去除巾钳，在皮肤上做一荷包缝合，收紧缝线，防止漏气，连接CO_2导管，持续充气，保持腹腔内压力。开放置管法可避免误伤内脏，但戳孔大而松，容易导致漏气，而且在操作过程中套管鞘容易脱出，因此，需选用有防止漏气和有固定装置的套管。

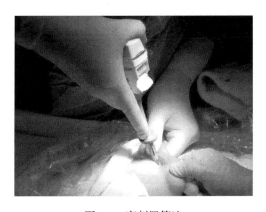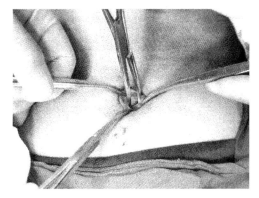

图5-6　穿刺置管法　　　　　　　　　图5-7　开放置管法

（二）工作套管

根据不同手术方式选择置入工作套管的大小、数目和穿刺位置，常用的套管直径是5mm和10mm两种，一般选用2个工作套管，在进行比较复杂的手术时，也可选用3个甚至4个工作套管。各个穿刺点之间应尽量拉开距离，避免器械的操作杆在腹腔内交叉而互相碰撞。穿刺前先检查气腹是否充足，根据选择套管的直径，用尖刀做皮肤切口后使用套管针进行穿刺。工作套管穿刺时，一般都在腹腔镜监视下进行，穿刺成功后，拔出针芯，留置套管，置入手术器械。

三、扶镜技术

扶镜的技巧对腹腔镜手术来讲十分重要，良好的扶镜技术可为术者创造最佳的手术视野，使手术操作在精确、安全、便捷的条件下进行，同时能最大程度地避免视觉疲劳，缩短手术时间。

(一)腹腔镜的选择

根据手术的不同，选择不同角度镜头的腹腔镜，0°镜的视野中心在前方，方向单一，容易掌握，但它对位置较深、相对隐蔽的脏器显露效果不佳；斜面镜的视野开阔，只要原位旋转镜身即可改变术野方向，可看到 0°镜窥视不到的区域，减少盲区，有利于术野的显露。手术前应根据手术部位选择适合角度镜头的腹腔镜，如腹腔镜胆囊切除术，因胆囊容易显露，且手术简单，选用 0°镜即可满足手术需求。而腹腔镜直肠癌根治术、后腹腔镜肾上腺切除术等手术部位相对较深的手术，选用 30°或 45°镜头的腹腔镜，可获得理想的术野显露，方便术者的手术操作。

(二)扶镜的操作方法

腹腔镜由柱状透镜系统组成，由于光线以直线传播，要想看清手术部位，镜头就必须直接对准对象。镜头前端靠近对象可获取一个近距离放大的图像，拉远时可获得相对"全景"的图像，扶镜手应根据操作的精细程度和手术需要及时调整镜头位置。手术中可通过手动调节摄像头上的焦距调节钮，使近距或远距观察都能获得清晰的图像。0°镜没有"上下"的方位区分，只能前视，在绕其中轴旋转时，图像的上下方位不变。使用 0°镜时若要改变图像的方位，可将摄像头绕镜头的中心轴旋转，摄像头正立时，图像也是正立的，如摄像头旋转 180°，图像就呈倒立。因此，扶镜手需始终保持摄像头在正位，才能为术者提供正立的图像。而角度镜则是有"上下"方位，并且可以侧视。30°镜正立时可以下视水平线以下 30°，若将镜头绕其中轴旋转 180°，就可以仰视水平线以上 30°。握持腹腔镜时导管纤维在上则镜头下视，反之则仰视，并可通过转动镜头左右侧视，但无论镜头如何旋转，摄像头应始终保持正立，才能使图像在正立位的基础上变换方位，为术者提供正确的空间感。

(三)扶镜的注意事项

腹腔镜在腹腔内移动时应平稳匀速，避免镜头过度晃动引起视觉疲劳，镜头的中心视野应始终对准术者的操作部位，随操作平稳移动，根据手术操作的进程调整远景或近距。遇到镜头模糊时，应进行加热处理或使用防雾液体涂抹镜面。在进行电凝或电切操作时，应防止与手术器械的金属部分接触误伤其他组织。

四、缝合与结扎技术

(一)缝合技术

由于术者要通过观看显示器图像，在有限的操作空间内使用长柄器械来完成缝合，因此，镜下缝合是腹腔镜手术中最难掌握的技术之一，分为手工缝合和缝合器缝合两种。

1. 手工缝合　分为间断缝合和连续缝合。使用长柄持针器持夹缝针尾部，将针和缝线一起从 10mm 套管送入腹腔，在腹腔镜的监视下将缝针小心送至缝合部位，双手器械配合进行镜下缝合。注意在运针的过程中不要伤及其他组织，始终保持缝针在可视的范围内，防止丢失，取出缝针时，持针器需夹持紧挨针体的缝线以便取出，取出后需检查缝针的完整性。

2. 缝合器缝合　缝合器的原理类似订书机，利用夹钉将两层片状组织，如腹膜、肠壁、血管壁等钉合在一起。

(二)结扎技术

镜下结扎技术是腹腔镜手术中另一种难度较大的操作，手术中常用的操作方法有夹闭法和打结法。

1. 夹闭法(图 5-8)　是腹腔镜手术中较为简单的血管结扎方式，一般用于小血管的结扎，所用的止血夹有金属材料和生物可吸收材料两种。常用的金属材料夹有钛夹、银夹等，其价格相对低廉，但有时会发生滑脱，对于重要的血管操作需进行双重夹闭更加稳妥。生物可吸收材料夹前端有一倒钩，夹闭后不易发生脱落，操作时需确保拟夹闭的组织或血管已完全置入止血夹的夹闭范围内，尽量使止血夹长轴与拟夹闭的组织或血管垂直，避免误夹。

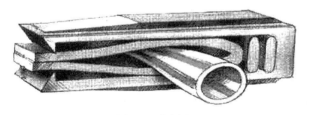

图 5-8　夹闭法

2. 打结法(图 5-9)　镜下打结的方法与开放手术基本相同，只是需要使用腹腔镜器械辅助完成。目前打结的方法有很多，常用的两种是腔内打结法和腔外打结法。

(1)腔内打结法

1)传统结：首先，左手钳夹缝线，右手持针器逆行绕缝线 2～3 圈后钳夹缝线另一端的尾部；然后，将缝

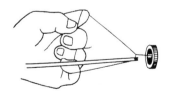

图 5-9　腔外打结法

线向两边牵拉，完成第 1 个传统结；按照前面的方法再完成第 2 个传统结，以增加牢固性。

2）方便结：首先，左手握弯钳将线夹住，右手持针器钳夹缝线另一端的尾部；然后，右手握持针器绕缝线 1 圈后抓住缝线的另一端，将缝线向两边牵拉，完成第 1 个方便结；助手用弯钳固定第 1 个线结，按照前面的方法，拉紧缝线完成第 2 个传统结，达到结扎的目的。

（2）腔外打结法

1）路德结：可使用圈套器或打结器完成。使用打结器时，先用抓钳将一根线的一头经套管鞘送入腹腔内，绕过结扎点，线头从同一套鞘拉出体外，在体外做一个路德结，并用打结器将路德结推入，收紧线结，牢牢扎紧结扎点。

2）传统结：用抓钳钳夹缝合针线，由套管鞘送入腹腔内，绕过结扎点或缝合组织后，再从同一套管鞘拉出体外，取下缝针，在体外打一个外科结；然后，用打结器将线结经套管鞘推入，至结扎点或缝合处，使外科结两端成一直线，拉紧线结；最后再用同样的方法打 1～2 个方结，完成结扎。

五、切割吻合技术

腹腔镜食管、胃肠手术中的切除吻合及疝修补等操作，需要特殊的腹腔镜器械完成，如切割闭合器和吻合器等。

（一）线性切割吻合器的使用

腹腔镜线性切割吻合器可打出相互咬合成排的钉子，排钉中间有一把刀刃，在钉合的同时切割组织。钉合钉的高度有 2.5mm、3.5mm 和 4.8mm 不等，钉仓长度有 30mm、45mm 和 60mm 不等，须根据组织的厚度和宽度选择，主要用于胃肠道的切除和闭合。使用时须注意切割闭合器的钉仓长度应足够跨过预切断组织，闭合器两臂末端应超出该组织，以确保完全切割和闭合，在切割范围较大的情况下，可通过几次首尾相连的切割闭合完成。切割肠管时应尽量使切割闭合器与肠管长轴垂直，以利于后续的吻合，现有的腹腔镜线性切割吻合器头部可作一定角度的弯曲，以保证切割效果。

（二）圆形吻合器的使用

圆形吻合器多用于空腔脏器之间的吻合，如肠管、肠管与胃之间的吻合等。它有一个可拆卸的头部，导入吻合部位的一侧，以荷包缝合结扎固定，吻合器主体插入另一侧后与头部对合，击发后打出三排互相交错的钉合钉，同时将主体与头部之间的一小圈组织切除，完成吻合。按器械头外径有 20mm、25mm、29mm、31mm、33mm 5 种可供选择，用于吻合不同内径的腔道。

（三）疝修补钉合器（疝钉枪）的使用

疝修补钉合器是腹腔镜疝修补术的主要器械，用于放置固定补片的疝钉。疝钉一般在骨骼及韧带上比较牢固，钉在疏松结缔组织上效果较差。放置疝钉时应注意避开重要的血管和神经，以避免难以控制的出血或疝修补术后的神经痛。

六、标　本　取　出

（一）标本取出的方法

在腹腔镜手术中，切除标本的取出是一个重要的步骤，根据标本的大小、性质不同有不同的取出方法。

1. 直接经套管鞘取出　适用于取出体积较小的标本，可用活检钳或弯钳钳夹标本，直接经套管鞘取出。

2. 将套管鞘与标本一同取出　如组织标本不大，可吸除或清除囊内液体和结石，可用抓钳夹紧标本托入套管鞘内，再将套管鞘连同标本一同取出。

3. 扩大穿刺孔取出　如标本稍大于穿刺孔，质地又较硬且无法缩小时，可用大弯钳扩大穿刺孔后，再取出组织标本；如标本比穿刺孔大得多，则需要切开皮肤、肌膜和腹膜，扩大穿刺孔后再取出标本。

4. 使用标本袋取出　如遇患者有以下情况，需使用标本袋取出标本：①炎症性标本、被污染标本和肿瘤标本，必须放入标本袋取出，以免炎症扩散污染戳孔，或肿瘤种植于戳孔。②实质性脏器标本（如肝脏、脾脏、肾脏等），须放在标本袋内取出。使用标本袋时，需先将标本袋经 10mm 的套管鞘置入腹腔内，张开袋口，将标本置入袋内，用抓钳收紧袋口，拖入 10mm 的套管鞘内，如标本不大，可随套管鞘一起取出；如为大标本，则需将穿刺孔扩大后再将标本取出，必要时在标本袋内剪碎或借助粉碎器弄碎后取出。

（二）标本取出的注意事项

取出标本力求过程顺利，避免延长手术时间，同时注意无瘤操作，必要时需使用隔膜保护切口壁，避免污染切口或病变播散。如遇切除标本较大或过硬时，严禁强行拉出，避免标本破碎掉入腹腔，污染切口的同时，再次操作势必延长手术时间给患者造成伤害。

第三节　手术后处理

一、设　备　整　理

（1）腹腔镜系统使用完毕后，依次关闭各主机电源开关，拔出并整理设备电源线。

（2）将摄像手柄、导光纤维、电凝线等附件按要求进行处理。

（3）将腹腔镜系统归位，登记设备使用情况。

二、内镜清洗与灭菌

由于内镜设备和器械使用的材质特殊，精密度高，结构复杂，多带有细小管腔，用后清洗、消毒灭菌难度大。为规范各级医疗机构内镜管理和清洗消毒，卫生部相继出台了《内镜清洗消毒技术操作规范(2004 年版)》和《内镜与微创器械消毒灭菌质量评价指南》，随着技术的进步和观念的更新，内镜清洗和消毒又有了新的进展，在2012 年 4 月颁布了《医院消毒技术规范(2012 年版)》，2014 年 5 月颁布了《内镜清洗消毒技术操作规范(2014 年版)》。

(一)内镜机附件的清洗、消毒或者灭菌原则

(1)凡是进入人体无菌组织、器官或者经外科切口进入人体无菌腔室的内镜及附件，如腹腔镜、关节镜、脑室镜、膀胱镜、宫腔镜等，必须灭菌。

(2)凡穿破黏膜的内镜附件，如活检钳、高频电刀等，必须灭菌。

(3)凡进入人体消化道、呼吸道等与黏膜接触的内镜，如喉镜、气管镜、支气管镜、胃镜、肠镜、乙状结肠镜、直肠镜等，应当按照《医院消毒技术规范(2012 年版)》的要求进行高水平消毒。

(4)内镜及附件用后应立即清洗、消毒或者灭菌。

(5)医疗机构使用的消毒剂、消毒器械或者其他消毒设备，必须符合《消毒管理办法》的规定。

(6)内镜及附件的清洗、消毒或者灭菌时间应当使用计时器控制。

(7)禁止使用非流动水对内镜进行清洗。

(二)硬式内镜清洗步骤、方法及要点

1. 清洗　使用后立即用流动水彻底清洗，除去血液、黏液等残留物质，并擦干。

2. 酶洗

(1)将擦干后的内镜、镜鞘、内芯等置于多酶清洗液中浸泡，浸泡时必须向管腔内注入酶洗液，清洗时间按使用说明设定。

(2)用软毛刷彻底清洗内镜各部件，管腔应当用高压水枪彻底冲洗，可拆卸部分必须拆开清洗，并用超声清洗器清洗 5～10 分钟。

3. 清洗消毒

(1)多酶洗液浸泡后的内镜，用流动水冲洗内镜的外表面，用高压水枪反复冲洗管道内腔，以去除残留在管道内的多酶洗液及松脱的污物。

(2)将镜鞘、内芯及附件清洗去除多酶洗液。将干净的内镜及附件用高压气枪吹干、上油保养，待灭菌。

(三)硬式内镜消毒或者灭菌方法及要点

(1)适用于压力蒸汽灭菌的内镜或者内镜附件应当采用压力蒸汽灭菌,注意按内镜说明书要求选择灭菌温度和时间。

(2)环氧乙烷灭菌方法适于各种内镜及附件的灭菌。

(3)不能采用压力蒸汽灭菌的内镜及附件可以使用 H_2O_2 等离子灭菌器、低温甲醛蒸汽灭菌器或 2%碱性戊二醛浸泡 10 小时灭菌。

(4)达到要求的硬式内镜,如喉镜、阴道镜等,可采用煮沸消毒 20 分钟的方法灭菌。

(5)灭菌时,有轴节的器械应当充分打开轴节。

(6)采用化学消毒剂浸泡消毒的内镜或器械,消毒后应当用流动水冲洗干净,再用无菌纱布擦干后使用。

(7)灭菌后的内镜及附件应当按照无菌物品储存要求进行储存。

参 考 文 献

曹伟新,李乐之. 2012. 外科护理学. 北京:人民卫生出版社.

张阳德. 2011. 内镜微创学. 北京:人民卫生出版社.

中华人民共和国卫生部. 2012. WS/T 367-2012 医疗机构消毒技术规范. 北京:中国标准出版社.

第二篇 各 论

第六章 普通外科腹腔镜手术的护理配合

第一节 甲状腺手术

一、应 用 解 剖

甲状腺(图 6-1)是人体最大的内分泌腺,棕红色,分左右两叶,中间相连(称峡部),呈"H"形,重 20～30g。甲状腺位于喉下部气管上部的前侧,吞咽时可随喉部上下移动。甲状腺的基本构成单位是腺泡,对碘有很强的聚集作用,虽然通常腺体中的碘含量比血液中的含量高 25～50 倍,但每日饮食摄入的碘仍有 1/3 进入甲状腺,全身含碘量的 90%都集中在甲状腺。甲状腺是人体内分泌系统中最大的内分泌腺,它受到神经刺激后分泌甲状腺激素,作用于人体相应器官而发挥生理效应,甲状腺激素是甲状腺分泌的激素。

甲状腺有两层被膜:气管前筋膜包绕甲状腺形成甲状腺鞘,称为甲状腺假被膜;甲状腺自身的外膜伸入腺实质内,将腺体分为若干小叶,即纤维囊,又称甲状腺真被膜。腺鞘与纤维囊之间的间隙内有疏松结缔组织、血管、神经和甲状旁腺等。在甲状腺左右叶的上端,假被膜增厚并连于甲状软骨,称为甲状腺悬韧带;左右叶内侧和甲状腺峡后面的假被膜与环状软骨和气管软骨环的软骨膜愈着,形成甲状腺外侧韧带。上述韧带将甲状腺固定于喉及气管壁上,因此,吞咽时甲状腺可随喉上、下移动。喉返神经常在甲状腺外侧韧带和悬韧带后面经过。

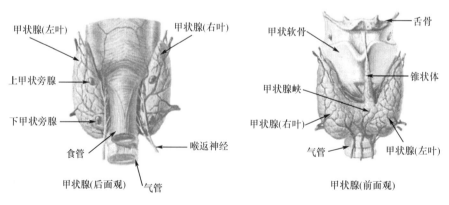

图 6-1 甲状腺的解剖结构

二、手术入路

目前,腔镜甲状腺手术根据颈部有无瘢痕可分为颈部小瘢痕径路和颈部无瘢痕径路,前者指颈前小切口腔镜辅助手术,常经胸骨切迹上路;后者主要包括胸前、乳晕径路、腋窝径路、锁骨下径路。

三、手术配合

(一)经乳晕入路腔镜下甲状腺手术

1. 适应证

(1)良性甲状腺病变。

(2)甲状腺实质性单发结节,最大直径≤6cm,囊性结节直径可超过6cm。

(3)估计甲状腺容积<20ml。

(4)Ⅱ度肿大以下的甲状腺功能亢进(简称甲亢)。

(5)良性或低级滤泡性病变。

(6)无淋巴结转移、无局部侵犯的低度恶性甲状腺癌。

2. 麻醉方式 全身麻醉。

3. 手术体位与手术室设置(图6-2)

患者取头高足低垂头仰卧位。

4. 物品准备

(1)设备:腹腔镜系统、电外科设备、超声刀。

(2)器械:甲状腺手术器械;腹腔镜手术器械,包括30°腹腔镜、穿刺套管、分离钳、分离剪、微齿抓钳、冲洗吸引器、钛夹钳或Hem-o-lok钳、持针器、保温杯、皮下隧道器等。

(3)其他:除常规物品外,另需无菌套、无菌标本袋、4-0可吸收缝线、4-0不可吸收缝线。

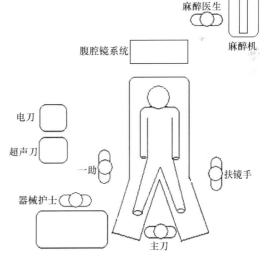

图6-2 经乳晕入路腔镜下甲状腺手术体位及手术室设置

5. 手术步骤与配合(表6-1)

表6-1 经乳晕入路腔镜下甲状腺手术步骤与配合

手术步骤	手术配合
(1)消毒皮肤,铺手术单	递海绵钳钳夹碘酊、酒精纱球消毒皮肤;按甲状腺手术常规铺单

续表

手术步骤	手术配合
(2)连接设备	检查、连接、调节腹腔镜摄像系统、二氧化碳气腹系统、超声刀、电外科设备,操作端妥善固定于手术台上
(3)建立操作空间(图6-3)	
1)做第一穿刺点:右侧乳晕上方	递酒精棉球消毒乳晕,递11号手术刀依次切开皮肤和皮下组织,小弯钳1把、干纱布1块拭血,置入12mm穿刺套管
2)做第二穿刺点:左侧乳晕上方	置入5mm穿刺套管
3)做第三穿刺点:胸骨柄	置入5mm穿刺套管
4)游离操作空间	递中弯钳从切口处游离拟定范围内胸前皮肤与皮下组织,递皮下隧道器继续游离,上至甲状软骨水平,两侧越过胸锁乳突肌前缘
5)置入套管,充入二氧化碳膨隆	打开气腹机,设定压力为5~8mmHg,经套管插入腹腔镜,确定肿物位置
(4)暴露甲状腺	在内镜监视下,递电凝钩和超声刀游离皮下组织;分离颈阔肌与颈前肌群间隙,直至甲状腺上极位置,显露颈白线,纵行切开颈白线,向两侧拉开颈前肌群,充分暴露甲状腺腺体
(5)探查	触诊及监视下共同确定甲状腺肿物的位置
(6)切除甲状腺肿物	
1)剪开甲状腺被膜	递分离剪剪开甲状腺外科被膜
2)离断甲状腺中静脉	向内上轻推甲状腺患侧叶,递Hem-o-lok,紧贴甲状腺表面结扎甲状腺中静脉,并用超声刀离断
3)结扎甲状腺下动脉	牵开颈前肌群及胸锁乳突肌,将甲状腺向内上方牵拉,显露甲状腺下极,递Hem-o-lok,紧贴甲状腺下极分束结扎甲状腺下动脉,超声刀切断
4)离断甲状腺患侧叶与峡部连接	递超声刀分离气管前间隙,离断甲状腺患侧叶与峡部连接
5)离断甲状腺背侧与气管间疏松组织,切断甲状腺悬韧带	将峡部牵向外侧,显露甲状腺背侧,递电凝钩和超声刀游离切断
6)钝性分离甲状腺背侧与深筋膜间疏松组织	递超声刀游离,注意保护喉返神经及甲状旁腺
7)离断部分甲状腺悬韧带	提起已游离的患侧叶甲状腺组织,递超声刀继续向上游离切断
8)离断甲状腺上动脉	递Hem-o-lok夹闭甲状腺上动脉,并用超声刀切断
(7)取出病理标本	将标本置入标本袋后取出,送快速冰冻病理检查,初步鉴别肿瘤性质
(8)检查术野	充分止血后,递冲洗吸引器,连接生理盐水冲洗颈前肌群后方创面,检查有无明显渗血和活动性出血
(9)留置引流管	在甲状腺侧叶位置放置引流管,经右侧乳晕手术切口引出
(10)镜下缝合	递4-0可吸收缝线间断缝合白线及颈阔肌

手术步骤	手术配合
(11)排出皮下二氧化碳气体,拔出穿刺套管	手术床复位,撤除内镜器械
(12)清点用物,关闭切口	清点手术用物,递酒精棉球消毒切口皮肤,有齿镊、4-0不可吸收缝线缝合切口,敷料覆盖

6. 操作注意事项

(1)设备操作:①手术开始前开机检查设备状态:摄像系统图像是否清晰,摄像手柄光圈是否清洁无污渍,光源灯泡是否处于有效寿命时间内,并适当调整亮度,调试二氧化碳气腹机压力;②手术中密切观察设备使用情况:二氧化碳气腹机流量是否正常,压力有无异常变化,根据手术进程及时调整光源亮度,防止因长时间使用而灼烧患者;③手术后收整设备及相关配件,光纤和各种导线环绕直径要大于15cm,防止曲折。

(2)器械检查:检查内镜手术器械的完整性,带电凝器械前端绝缘层有无破损裸露,建立气腹前检查气腹针是否通畅。

(3)手术体位:妥善固定患者,安置足档并于着力部位衬上缓冲减压垫,防止因手术中体位改变导致患者移位。

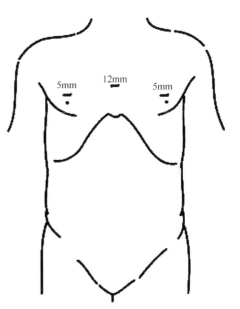

图6-3 经乳晕入路腔镜下甲状腺手术套管安置的位置

(4)护理操作:①传递和使用施夹器时,需在镜下仔细观察,防止无意击发导致夹子滑脱;②气腹压力不宜设置过高,控制在5~8mmHg对患者的生理功能影响较小;③术中取出标本应妥善保管,主刀医生确认后立即送术中冰冻病理检查;④手术中注意保护喉返神经与甲状旁腺。

第二节 疝 手 术

一、应 用 解 剖

经前腹膜腹股沟区解剖的重要标志包括:①脐侧韧带:这是腹腔镜下最显著的解剖标志。此韧带是一条纵行走向的腹膜皱襞,紧靠正中线,邻近膀胱,起于髂内动脉,一直延伸到脐部。②腹壁下动脉:始于髂外动脉,形成斜疝内环口的内界,镜下可见其搏动,有助于斜疝与直疝的鉴别诊断。③输精管:白色条索状物,向中下走行,跨过 Cooper 韧带于镜下右侧8点钟、左侧4点钟位置进入内环。④髂耻束：由腹横筋膜至腹股沟韧带向后的游离缘处加厚形成，在腹腔镜无张力疝修补中需特别重视腹横肌腱膜弓和髂耻束。髂耻束被腹股沟韧带覆盖，有时不易辨认而与腹股沟韧带混淆，手术中需仔细辨认此结构。⑤内环口：系腹壁下动脉、输精管、精索血管的交汇点。如无斜疝，内环口扁平。小的斜疝内环口呈浅陷窝状，如斜疝较大则呈宽而浅的盆状或洞穴状。⑥Cooper韧带：白色，较坚韧，向正中起行，止于耻骨结节。该韧带与髂耻束、联合腱、腹直肌外侧缘等构成一个坚强肌-腱膜-骨性结构支架，是镜下固定网状结构的主要承受体。⑦毁灭三角：腹壁下动脉构成斜疝内环口的内侧边界，可见输精管从内下进入内环，而生殖血管从外中下进入内环，两者之间的间隙称为毁灭三角。此区有髂外动静脉及股神经从其下方通过，在缝合或钉合网状结构时应避开该三角，以免损伤血管、神经(图6-4，图6-5)。

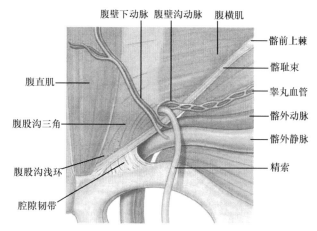

图6-4　腹股沟生理解剖

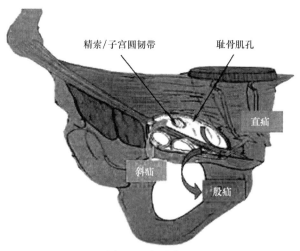

图6-5　疝的位置

二、手术入路

1. 经腹腔的腹膜前修补(transabdominal preperitoneal，TAPP)　因进入腹腔，更易发现双侧疝、复合疝和隐匿疝。对嵌顿性疝及疝内容物不易还纳的患者，也便于观察与处理。

2. 经腹膜外路径的修补（totally extraperitoneal，TEP）　因不进入腹腔，对腹腔内器官干扰较轻是其优点。

3. 腹腔内补片修补（intraperitoneal onlay mesh，IPOM）　在以上两种方法实施困难时使用，暂不推荐作为腹腔镜手术的首选方法。

三、手 术 配 合

(一)腹腔镜下儿童腹股沟疝修补术

1. 适应证

(1)6 个月以上儿童的腹股沟疝自愈可能小，腹腔镜手术是理想的治疗方式。

(2)6 个月以内婴儿腹股沟疝若有嵌顿史均应及时手术治疗。

2. 麻醉方式　全身麻醉。

3. 手术体位与手术室设置(图 6-6)平卧位(腰臀部垫高 10～15cm)，头低脚高 10°～15°。

4. 物品准备

(1)设备：腹腔镜系统。

(2)器械：疝气手术器械；小儿腹腔镜器械，包括 30°腹腔镜(5mm)、穿刺套管、分离钳、分离剪、EndoClose 针、持针器、保温杯等。

(3)其他：常规物品外，另需 2-0 不可吸收缝线。

5. 手术步骤与配合(表 6-2)

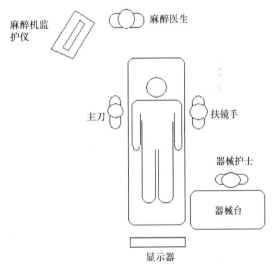

图 6-6　腹腔镜下儿童腹股沟疝修补术手术体位及手术室设置

表 6-2　腹腔镜下儿童腹股沟疝修补手术步骤与配合

手术步骤	手术配合
(1)消毒皮肤，铺手术单；连接设备	同本章第一节经乳晕入路腔镜下甲状腺手术
(2)建立气腹，安置套管(图 6-7)	
1)做第一穿刺点：脐右	递酒精棉球消毒脐部，11 号手术刀切开，小弯钳 1 把、干纱布 1 块拭血；于脐右缘做一约 5mm 弧形切口，切开皮肤、皮下组织，5mm 穿刺套管逐层进腹；递 30°镜至套管内进入腹腔，连接二氧化碳输出管，打开气腹机，维持气压 6～8mmHg
2)做第二穿刺点：脐左	11 号手术刀于脐左缘做一约 3mm 弧形切口，切开皮肤、皮下组织，内镜监视下 3mm 穿刺套管逐层进腹
(3)探查	递分离钳，探查双侧鞘状突
(4)处理疝囊	

续表

手术步骤	手术配合
1）于患侧内环口的正上方切开皮肤，用 EndoClose 针套带结扎线由切口穿入腹壁至内环顶部腹膜外层	递 11 号手术刀于患侧内环口的正上方 0 点处切开皮肤约 1.5mm，递 EndoClose 针套带 2-0 无针不可吸收缝线作为结扎线
2）从 0 点处开始，紧贴腹膜沿内环口内半圈潜行进针，跨过输精管及睾丸血管，在内环口正下方 6 点处穿出腹膜，将结扎线衹放在腹腔内完成内半环绕	递分离钳辅助操作
3）原路退 EndoClose 针返回 0 点处，紧贴腹膜沿内环口外半圈潜行进针，再次回到内环口正下方 6 点处穿出腹膜	递分离钳将结扎线拉出体外
4）收紧结扎线打结，线结埋于皮下	挤压阴囊排尽残留气体，从腹腔镜下观察鞘状突完全闭合，关闭气腹
（5）检查术野	重建气腹，再次从腹腔镜下观察鞘状突是否完全闭合，且患侧阴囊无气体进入
（6）排出二氧化碳气体，拔出穿刺套管	手术床复位，撤除内镜器械
（7）清点用物，关闭切口	清点手术用物，递酒精棉球消毒切口皮肤，递有齿镊、3-0 可吸收线缝合切口，敷料覆盖

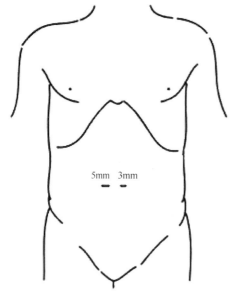

5mm 3mm

图 6-7　腹腔镜下儿童腹股沟疝修补术套管安置的位置

6. 操作注意事项

（1）设备操作：监视器安置位置为患者足端，小儿腹腔镜二氧化碳气腹压力不宜设置过高，一般控制在 6～8mmHg 对患儿的生理功能影响较小。

（2）器械检查：同本章第一节经乳晕入路腔镜下甲状腺手术。

（3）手术体位：同本章第一节经乳晕入路腔镜下甲状腺手术。

（4）护理操作：①传递和使用结扎线时，需配合镜下仔细观察，防止结扎线滑脱；②EndoClose 针一定要从输精管与腹膜之间分离穿行，从输精管深面通过将导致误扎输精管；③对于女性患儿，不必强求 EndoClose 针越过子宫圆韧带，可以直接从其下穿过，将之与疝囊一并结扎。

（二）腹腔镜成人腹股沟疝修补术

1. 适应证　适用于成人各种腹股沟疝，尤其适用于双侧疝和开放式疝修补术后复发的患者。

2. 麻醉方式　全身麻醉。

3. 手术体位与手术室设置(图 6-8)
头低脚高 10°～15°平卧位。

4. 物品准备

(1)设备：腹腔镜系统。

(2)器械：疝修补手术器械；腹腔镜器械，包括 30°腹腔镜、穿刺套管、分离钳、分离剪、持针器、疝修补缝合器、保温杯等。

(3)其他：除常规物品外，另需疝修补片、2-0 和 3-0 可吸收缝线。

5. 手术步骤与配合(表 6-3～表 6-5)

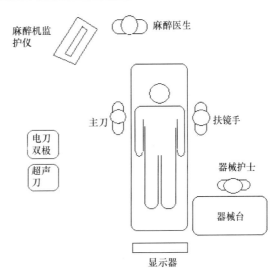

图 6-8　腹腔镜成人腹股沟疝修补术手术体位及手术室设置

表 6-3　经腹腔的腹膜前修补手术步骤与配合(TAPP)

手术步骤	手术配合
(1)消毒皮肤，铺手术单；连接设备	同本章第一节经乳晕入路腔镜下甲状腺手术
(2)建立气腹，安置套管(图 6-9)	
1)做第一穿刺点：脐孔上缘	置入 12mm 穿刺套管
2)做第二穿刺点：患侧腹直肌外侧平脐水平	置入 5mm 穿刺套管
3)做第三穿刺点：对侧腹直肌外侧脐下水平	置入 5mm 穿刺套管
(3)腹腔探查	递分离钳，辨认 5 条皱襞和 3 个陷窝。观察疝的部位、大小、内容物及有无对侧"隐匿疝"
(4)切开腹膜，分离腹膜前间隙(图 6-10)	在疝缺损上缘自脐内侧皱襞至髂前上棘切开腹膜，递分离钳牵拉腹膜，递超声刀游离上、下缘的腹膜瓣，进入腹膜前间隙，不切开腹横筋膜
(5)处理疝囊	
1)斜疝疝囊：位于腹壁下动脉的外侧，由内环口进入腹股沟管	递分离钳将斜疝疝囊从腹股沟管内拉回并向腹腔内高位回纳，回纳后的疝囊无需高位结扎
2)精索腹壁化，当疝囊与精索粘连致密，可横断疝囊，远端旷置，近端再与精索充分游离	递分离剪、超声刀将疝囊自内环口水平与其后方的精索血管和输精管分离 5～6cm，精索腹壁化过程中，有时会看到腹膜前环，腹膜前环会影响输精管和腹膜的分离，必要时切断
3)直疝疝囊：位于腹壁下动脉内侧的直疝三角内	递分离钳，轻轻抓住疝囊，分离剪将腹横筋膜与疝囊完全分开

手术步骤	手术配合
	递分离钳将疝囊和腹膜前脂肪结缔组织从直疝三角中全部回纳，疝囊不需要结扎
	递 3-0 可吸收无损伤缝线将"假性疝囊"拉出后与陷窝韧带或耻骨梳韧带缝合固定，可将松弛的腹横筋膜拉紧，又可以降低术后血肿的发生率
4)股疝疝囊：位于股静脉内侧的股环内	递分离钳、超声刀完成直疝三角区的解剖后，应再检查股环；股疝的疝囊和腹膜前脂肪嵌顿于股环中，回纳困难时，松解直疝和股疝之间的髂耻束，将嵌顿的组织回纳
(6)分离腹膜前间隙	递超声刀分离内侧至耻骨联合并越过中线，外侧至髂腰肌和髂前上棘，上方至联合肌腱上 2～3cm，内下方至耻骨梳韧带下方约 2cm，外下方至精索腹壁化
(7)覆盖补片 (图 6-11)	将补片平铺缠绕在腔镜分离钳上，由穿刺器置入
(8)固定补片位置	不固定补片：如果选用足够大的补片(10cm×15cm)，<4cm 的斜疝可以不固定补片
	固定补片：递 3-0 可吸收缝合线缝合固定，可联合肌腱、腹直肌、陷窝韧带和耻骨梳韧带固定补片
(9)关闭腹膜	使用 2-0 可吸收缝线缝合腹膜
(10)排出二氧化碳气体，拔出穿刺套管	手术床复位，撤除内镜器械
(11)清点用物，关闭切口	清点手术用物，递酒精棉球消毒切口皮肤，递有齿镊、3-0 可吸收线缝合切口，敷料覆盖

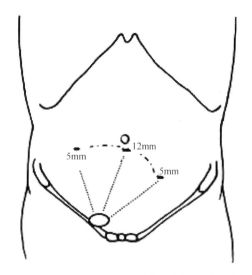

图 6-9　经腹腔的腹膜前修补手术套管安置的位置

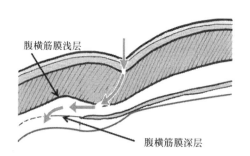

图 6-10　腹膜前间隙

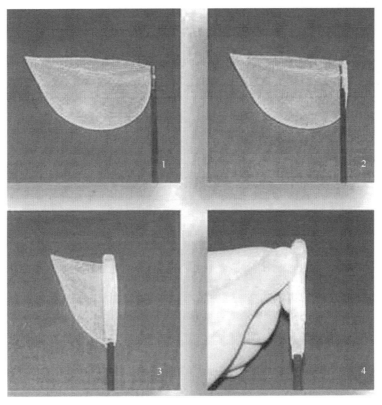

图 6-11　补片的缠绕方法

表 6-4　经腹膜外路径的修补手术步骤与配合（TEP）

手术步骤	手术配合
（1）消毒皮肤，铺手术单；连接设备	同本章第一节经乳晕入路腔镜下甲状腺手术
（2）建立气腹，安置套管（图 6-12）	
1）中线位：在第一穿刺点部位伸入一个手指，进入腹膜前间隙后，在手指的引导下，于脐孔与耻骨联合正中线上 1/3 处穿入 5mm 穿刺套管。第一穿刺点腹膜前间隙置入 12mm 穿刺套管，连接气腹管，充入二氧化碳气体。腹腔镜直视下向下分离达耻骨联合平面，于脐孔与耻骨联合正中线下 1/3 处穿入 5mm 穿刺套管	
2）中侧位：穿刺方法同上，于脐孔与耻骨联合正中线上 1/3 处穿入 5mm 穿刺套管。置入器械后向患侧分离扩大腹膜前间隙，在腹直肌外侧脐下水平穿入 5mm 穿刺套管	
3）双侧位：穿刺方法同上，于两侧腹直肌外侧平脐或脐下水平分别穿入 5mm 穿刺套管	

续表

手术步骤	手术配合
建立腹膜前间隙:可采用球囊分离器扩大腹膜前间隙,也可用手指分离法或镜推法分离扩大腹膜前间隙	镜推法:通过 12mm 穿刺套管置入腹腔镜镜头于腹直肌与后鞘之间,将镜头对准耻骨联合方向,在网状疏松的无血管区域内前后移动,分离腹膜前间隙
(3)显露疝囊	递巴克钳、超声刀,分离耻骨膀胱间隙、髂窝间隙
(4)处理疝囊	操作同 TAPP
(5)覆盖补片	操作同 TAPP
(6)固定补片位置	操作同 TAPP
(7)排出皮下二氧化碳气体,拔出穿刺套管	递分离钳将补片的下缘压住,直视下将二氧化碳气体缓缓放出,确保补片不会卷曲;挤压阴囊,排出二氧化碳气体;手术床复位,撤除内镜器械
(8)清点用物,关闭切口	检查有无腹膜破损、补片是否展平、有无疝内容物损伤等情况;清点手术用物,递酒精棉球消毒切口皮肤,递有齿镊、3-0 可吸收缝线缝合切口,敷料覆盖

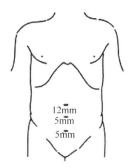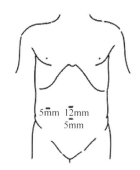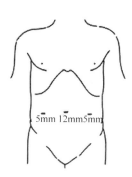

图 6-12　经腹膜外路径的修补手术套管安置的位置

表 6-5　腹腔内补片修补手术步骤与配合(IPOM)

手术步骤	手术配合
(1)消毒皮肤,铺手术单;连接设备	
(2)建立气腹,安置套管(图 6-13)	
1)做第一穿刺点:脐孔上缘	置入 12mm 穿刺套管;连接二氧化碳输出管,打开气腹机,维持气压 12~14mmHg
2)做第二穿刺点:患侧腹直肌外侧平脐水平	置入 5mm 穿刺套管
3)做第三穿刺点:对侧腹直肌外侧脐下水平	置入 5mm 穿刺套管
(3)探查腹腔,处理疝囊	递观察镜确定腹腔内疝环位置;递巴克钳将疝环和疝囊内的网膜或脏器牵回腹腔,弯分离钳、电凝钩在 Cooper 韧带水平切开脐内侧襞以利于铺平补片,切断内侧襞内闭锁的脐动脉,将疝囊完全游离

续表

手术步骤	手术配合
(4)覆盖补片	将修剪好的疝修补网片卷成筒状经穿刺器送入腹腔，平整的放在已充分游离的腹膜前间隙，平铺覆盖疝环内口
(5)固定补片位置	递螺旋钉或 3-0 可吸收缝线将补片固定在耻骨联合、Cooper 韧带和下腹壁上
(6)彻底检查手术野，冲洗腹腔	递冲洗吸引器，连接生理盐水进行清洗，检查创面，彻底止血
(7)排出腹腔内二氧化碳气体，拔出穿刺套管	手术床复位，撤除内镜器械
(8)清点用物，缝合切口	清点手术用物，递酒精棉球消毒切口皮肤，递有齿镊、2-0 和 3-0 可吸收缝线依次缝合，敷料覆盖切口

6. 操作注意事项

(1)～(3)同本章第二节腹腔镜下儿童腹股沟疝修补术。

(4)护理操作

1)固定补片时，注意进针深度，勿损伤血管、神经。

2)补片尽可能展平，蜷曲的补片更容易挛缩，引起术后复发；传递和使用补片时，需配合镜下仔细观察，防止补片蜷曲；腹膜应充分关闭，避免补片与腹腔内容物接触，否则可能引起术后肠梗阻，甚至肠瘘。

3)TEP 的操作空间是在腹横筋膜浅层和腹膜之间，而不是在腹横筋膜的深浅两层之间；所有腹膜裂口都必须关闭，以防补片外露与腹腔内容物接触引起术后肠粘连、肠梗阻；手术结束释放气体时，要压住补片下缘，使补片不发生蜷曲。

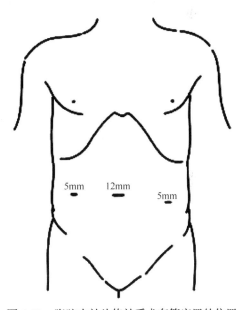

图 6-13 腹腔内补片修补手术套管安置的位置

第三节 胃 肠 手 术

一、应 用 解 剖

(一)胃

胃大部分位于左季肋部，小部分位于腹上区，胃的位置常因体型、体位、胃内容物的多少及呼吸而改变，有时胃大弯可达脐下甚至盆腔。一般将胃分为五个区域，胃底以下部分为胃体，其左界为胃大弯，右界为胃小弯，胃小弯垂直向下突然转向右，其交界处为胃角切迹，胃角切迹到对应的胃大弯连线为其下界(图6-14)。

胃前壁左侧与左半肝邻近，右侧与膈邻近，其后壁隔网膜囊与胰腺、左肾上腺、左肾、脾、横结肠及其系膜相邻，胃的前后壁均有腹膜覆盖，腹膜自胃大、小弯移行到附近器官，即为韧带和网膜。韧带分为肝胃韧带与肝十二指肠韧带、胃结肠韧带、胃膈韧带及胃胰韧带(图6-15)。

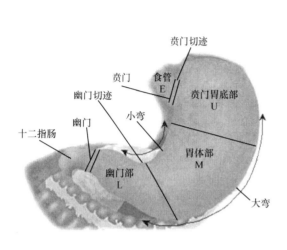

图6-14 胃的基本解剖结构

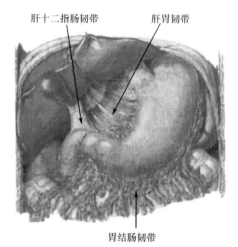

图6-15 胃的韧带

胃的动脉：胃是胃肠道中血供最丰富的器官，来自腹腔动脉及其分支。沿胃大、小弯形成两个动脉弓，再发出许多分支到胃前后壁。胃左动脉：起于腹腔动脉，是腹腔动脉的最小分支，是胃的最大动脉。胃右动脉：起源自肝固有动脉或胃十二指肠动脉，行走至幽门上缘，转向左，在肝胃韧带中沿胃小弯，从左向右，沿途分支至胃前、后壁，到胃角切迹处与胃左动脉吻合。胃网膜左动脉：起于脾动脉末端，从脾门经脾胃韧带进入大网膜前叶两层腹膜间，沿胃大弯左行，有分支到胃前后壁及大网膜，分布于胃体部大弯侧左下部，与胃网膜右动脉吻合，形成胃大弯动脉弓。胃网膜右动脉：起自胃十二指肠动脉，在大网膜前叶两层腹膜间沿胃大弯由右向左，沿途分支到胃前后壁及大网膜，与胃网膜左动脉相吻合，分布至胃大弯左半部分。胃后动脉：系脾动脉分支，一般1~2支，自胰腺上缘经胃膈韧带，到达胃底部后壁。左膈下动脉：由腹主动脉分出，沿胃膈韧带，分布于胃底上部和贲门。胃大部切除术后左膈下动脉对残胃血供有一定作用(图6-16)。

胃的静脉：胃壁的静脉汇成胃左、右静脉，胃网膜左、右静脉和胃短静脉，与同名动脉伴行。前二者直接汇入门静脉，后三者分别经肠系膜上静脉和脾静脉间接汇入门静脉。其中胃左静脉在贲门处接受食管静脉支的汇入，该支与奇静脉的食管支都起源于食管下段黏膜下层的食管静脉丛，因此是门、上腔静脉间重要的侧副循环径路(图6-17)。

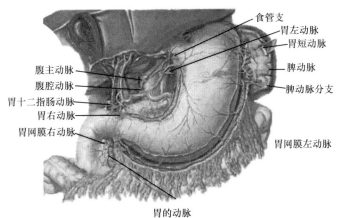

图 6-16 胃的动脉

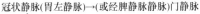

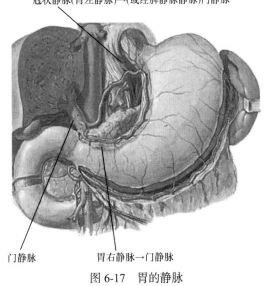

图 6-17 胃的静脉

（二）盲肠与阑尾

盲肠位于右髂窝内（图 6-18），呈囊袋状，长 6～8cm。盲肠上续结肠，左接回肠。回肠在盲肠的开口处，形成唇状皱襞，称回盲瓣。此瓣可阻止小肠内容物过快流入大肠，又可防止盲肠内容物逆流到回肠。在盲肠后内侧壁上的蚓状盲管称阑尾。其末端游离，一般长 6～8cm。末端的位置个体间变化较大，但根部的位置较恒定。

阑尾根部的体表投影，约在脐与右髂前上棘连线的中、外 1/3 交点处，此点称为麦氏点，急性阑尾炎时，此处常有明显的压痛。

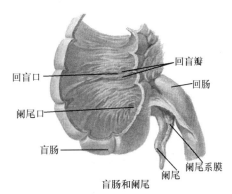

图 6-18 盲肠和阑尾

(三)结肠

结肠在右髂窝内起于盲肠,呈方框围绕在空、回肠的周围。结肠按部位分为升结肠、横结肠、降结肠和乙状结肠4部分(图6-19)。升结肠是盲肠的直接延续,在右腹外侧区上升至肝右叶下方,弯向左前方移行于横结肠,弯曲部称结肠右曲,又称肝曲。横结肠向左行至左季肋区,在脾的下方,以锐角与降结肠相连,弯曲部称结肠左曲,又称脾曲,其位置比结肠左曲要高,接近脾和胰尾,故左曲的位置较高较深。横结肠的活动度较大,常下垂成弓形,其最低点可达脐平面或脐下方。降结肠在左腹外侧区下降,至左髂嵴处续于乙状结肠。乙状结肠呈乙字形弯曲,活动度较大,向下至第3骶椎平面,移行于直肠。

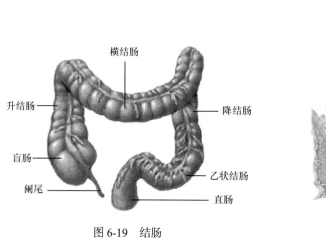

图6-19　结肠

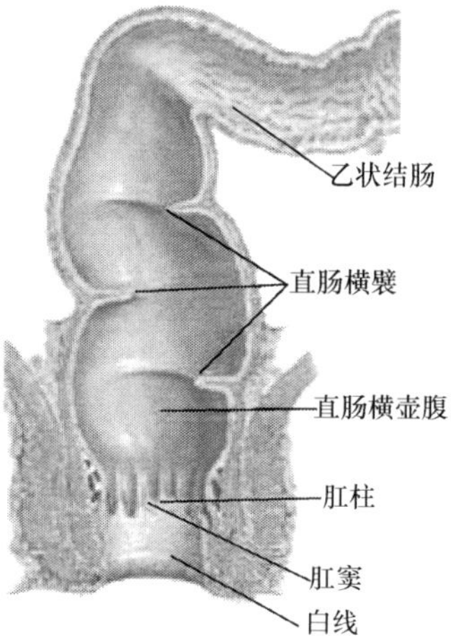

图6-20　直肠的解剖结构

(四)直肠

直肠位于骨盆腔内(图6-20),在第3骶椎水平接乙状结肠,向下沿第4～5骶椎和尾骨前面下降,穿过盆膈移行为肛管,全长10～14cm。直肠并非笔直,在矢状面上有两个弯曲:直肠骶曲凸向后,与骶、尾骨前面弯曲一致,距肛门7～9cm;直肠会阴曲凸向前,距肛门3～5cm,是直肠绕过尾骨尖形成的弯曲。直肠在外形上已失去大肠的外形特征。上端与乙状结肠交接处管径较细,直肠下部由于储存粪便而显著膨大,称直肠壶腹。直肠内面有3个直肠横襞,中间的直肠横襞位于直肠前右壁上,位置最恒定,距肛门约7cm。直肠横襞有承托粪便的作用。

二、手术配合

(一)腹腔镜辅助远端胃癌根治术

1. 适应证　胃窦部癌或胃体下部癌。

2. 麻醉方式　全身麻醉。

3. 手术体位与手术室设置(图 6-21)患者取仰卧位，两腿分开，术者站于患者左侧。

4. 物品准备

(1)设备：腹腔镜系统、电外科设备、超声刀。

(2)器械：胃肠手术器械；腹腔镜手术器械，包括 30°腹腔镜、穿刺套管、肠钳、分离钳、分离剪、微齿抓钳、冲洗吸引器、钛夹钳或 Hem-o-lok 钳、持针器、保温杯等。

(3)其他：除常规物品外，另需切口保护套、直线切割缝合器，圆形吻合器、3-0 和 0 号可吸收缝线。

5. 手术步骤与配合(表 6-6)

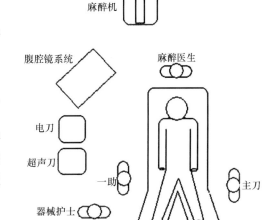

图 6-21　腹腔镜辅助远端胃癌根治术手术体位及手术室设置

表 6-6　腹腔镜辅助远端胃癌根治术手术步骤与配合

手术步骤	手术配合
(1)消毒皮肤，铺手术单	递海绵钳钳夹碘酊、酒精纱球消毒皮肤；按腹部手术常规铺手术单进行
(2)连接设备	检查、连接、调节腹腔镜摄像系统、二氧化碳气腹系统超声刀、电外科设备，操作端妥善固定于手术台上
(3)建立气腹，安置套管(图 6-22)	
1)第一穿刺点：脐孔下缘	递酒精棉球消毒脐孔，递 11 号手术刀于脐下皮褶处沿皮纹走形，做横行切口长约 1.2mm，依次切开皮肤和腹壁各层，置入 12mm 穿刺套管。连接二氧化碳输出管，打开气腹机，维持气压 12～15mmHg。递腹腔镜观察腹腔内情况
2)第二穿刺点：左侧腹直肌外缘肋缘下2cm	在腹腔镜监视下，避开腹壁下动脉，放置 10mm 穿刺器刺套管
3)第三穿刺点：左侧腹直肌外缘肋缘平脐水平处	放置 5mm 穿刺套管
4)第四穿刺点：右侧腹直肌外缘肋缘下2cm	放置 5mm 穿刺套管
(4)探查腹腔	递肠钳两把，探查腹腔内有无腹水，腹膜、网膜脏器表面、肠管有无异常，提起横结肠，检查腹主动脉旁、结肠中动脉周围和肠系膜根部，淋巴结有无肿大
(5)游离大网膜、横结肠系膜前叶和胰腺包膜	递超声刀沿横结肠上缘向右游离并切断胃结肠韧带、肝结肠韧带和相应结肠系膜前叶
(6)处理胃网膜左、部分胃短血管，清除大弯侧淋巴结	调整体位为头高脚低，向右侧倾斜 10°～15°；超声刀游离、切断胃网膜左血管分支，钛夹或 Hem-o-lok 夹闭血管

续表

手术步骤	手术配合
(7)处理胃网膜右血管,清除幽门下淋巴结	调整体位为头高脚低、向左侧倾斜 10～15°;超声刀游离、切断胃网膜右血管,钛夹或 Hem-o-lok 夹夹闭血管
(8)显露腹腔干各分支并清除周围淋巴结	操作同上
(9)游离小网膜,清除贲门右、小弯侧淋巴结	操作同上
(10)撤除气腹,做上腹部正中切口长约7cm	递酒精棉球消毒皮肤,递 20 号手术刀切开皮肤,电刀止血,逐层切开,递切口保护套保护切口
(11)切断十二指肠:将胃体、胃窦和网膜牵出体外,进一步清理幽门管、十二指肠上段及胰腺之间结缔组织	递 1 号、4 号丝线结扎组织断端,用直线切割闭合器闭合并切断十二指肠,残端用 3-0 可吸收线缝合
(12)胃空肠吻合	依次用酒精、生理盐水棉球消毒肠管断端口,切割闭合器涂抹医用石蜡油,行胃空肠吻合
(13)切胃:于预定切除线用直线切割器切断胃体	递 3-0 可吸收线、6×17 小圆针 1 号丝线缝合
(14)重建气腹,检查出血	递橡胶手套一只,套于切口保护套中,建立气腹
(15)冲洗腹腔,放置引流管	将冲洗液自吸引器头侧孔注入腹腔冲洗。安置胶管引流,9×28 角针 7 号丝线固定
(16)排出腹腔内二氧化碳气体,拔出穿刺套管	手术床归位,撤出内镜
(17)清点用物,关闭切口	清点手术用物,递酒精棉球消毒切口皮肤,递有齿镊、2-0 可吸收线、0 号可吸收线依次缝合,敷料覆盖切口

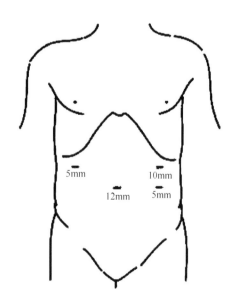

图 6-22 腹腔镜辅助远端胃癌根治术套管安置的位置

6. 操作注意事项

(1)设备操作:手术开始前开机检查设备状态:摄像系统图像是否清晰,摄像手柄光圈是否清洁无污渍;光源灯泡是否处于有效寿命时间内,并适当调整亮度;调试二氧化碳气腹机压力,成人 12～14mmHg,小儿建议 8～12mmHg,应避免较大幅度的气腹压变化。手术中密切观察设备使用情况:二氧化碳气腹机流量是否正常,压力有无异常变化,根据手术进程及时调整光源亮度,防止因长时间使用而灼烧患者。手术后收整设备及相关配件,光纤和各种导线环绕直径要大于15cm,防止曲折。

(2)器械检查:使用直线切割闭合器和管型吻合器时,注意检查清点相关配件。使用前应确认型号规格,发现或怀疑器械损坏,应及时告知手术医生进行更换。

(3)手术体位:手术中因游离不同部位,需要及时调整手术床,应妥善固定患者。

(4)护理操作

1)传递和使用施夹器时,需配合镜下仔细观察,防止无意击发导致夹子滑脱。

2)内置吻合钉的器械应轻拿轻放,避免磕碰,造成吻合钉移位,影响钉合效果。

3)手术中注意无瘤技术操作,用切口保护套保护切口,防止肿瘤种植。

(二)腹腔镜下全胃切除术

1. 适应证 恶性肿瘤位于胃中段、胃近端或浸润胃小弯达 2/3 者;糜

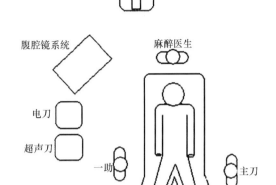

图 6-23 腹腔镜下全胃切除术手术体位及手术室设置

烂性胃炎范围广泛,内科治疗无效者。

2. 麻醉方式 全身麻醉。

3. 手术体位与手术室设置(图 6-23) 同腹腔镜辅助远端胃癌根治术。

4. 物品准备

(1)设备:腹腔镜系统、电外科设备、超声刀。

(2)器械:胃肠手术器械;腹腔镜手术器械,包括30°腹腔镜、穿刺套管、肠钳、巴克钳、分离钳、分离剪、冲洗吸引器、持针器、钛夹钳和 Hem-o-lok 钳。

(3)其他:除常规物品外,另需荷包钳、16 号单腔橡胶管、3-0 可吸收缝线。

5. 手术步骤与配合(表 6-7)

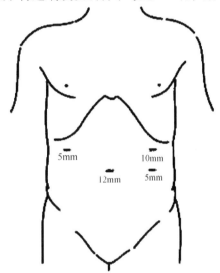

图 6-24 腹腔镜下全胃切除术套管安置的位置

表 6-7 腹腔镜下全胃切除手术步骤与配合

手术步骤	手术配合
(1)消毒皮肤,铺手术单;连接设备	同本章第三节腹腔镜辅助远端胃癌根治术
(2)建立气腹,安置套管(图6-24)	
1)第一穿刺点:脐孔下缘	置入 12mm 穿刺套管
2)第二穿刺点:左侧腹直肌外缘肋缘下 2cm	置入 10mm 穿刺套管
3)第三穿刺点:左侧腹直肌外缘肋缘平脐水平处	置入 5mm 穿刺套管
4)第四穿刺点:右侧腹直肌外缘肋缘下 2cm	置入 5mm 穿刺套管
(3)探查腹腔,悬吊肝脏	将荷包针分别穿过两截 5~6cm 的橡胶管,递持针器、分离钳,于肝脏内面将荷包线打结,递 Hom-o-lok 夹住荷包线固定于小网膜,于腹壁上放一块腔镜纱条打结固定,将肝脏悬吊起来

续表

手术步骤	手术配合
(4)游离网膜	递超声刀、肠钳与主刀，锁扣巴克钳，递肠钳与第一助手，游离网膜
(5)离断胃网膜左血管、全部胃短血管	调整手术体位为头高脚低、向右侧倾斜10°～15°；递分离钳游离血管，递夹钳夹闭血管，超声刀离断
(6)离断胃网膜右血管、清除幽门下淋巴结	调整手术体位为头高脚低、向左侧倾斜10°～15°
(7)显露腹腔干各分支并清除周围淋巴结	
(8)游离小网膜，清除贲门右、小弯侧淋巴结	
(9)切断十二指肠	递巴克钳钳夹吻合的肠端，准备腹腔内直线切割缝合器，前端涂抹石蜡油，装好钉仓，递与主刀
(10)清除远端脾周淋巴结	递超声刀
(11)撤除气腹，做上腹部正中切口长约7cm	酒精棉球消毒皮肤，递20号手术刀切皮，电刀止血，逐层切开，递切口保护套保护切口
(12)切胃：将胃及网膜从切口拖出，提起食管，距肿瘤上缘3cm上荷包钳后离断	递荷包钳夹闭食管，持针器、荷包针缝合食管下端后切断食管。依次用酒精、生理盐水棉球消毒食管残端，钳夹抵钉座放置于食管残端荷包处，并扎紧固定，准备直线切割闭合器，切断空肠
(13)食管空肠吻合	
1)食管与远端空肠行端侧吻合	电刀切开空肠，依次用酒精、生理盐水棉球消毒肠管，管型吻合器前端涂抹石蜡油，准备一根橡皮筋或扎带，将空肠固定于吻合器上，确保吻合牢靠
2)近端空肠与远端空肠侧侧吻合	电刀游离肠管，分别在近端和远端空肠上开一小口，直线切割闭合器涂抹石蜡油，递聚维酮碘棉球消毒肠管，用3-0可吸收线缝合吻合口，再递6×17圆针1号线加固缝合
3)将食管与空肠远断端吻合口做切割闭合	递直线切割闭合器
(14)检查、冲洗腹腔	腹壁拉钩、S拉钩拉开暴露切口，温盐水冲洗，吸引器吸除液体
(15)重建气腹	递橡胶手套一只，套于切口保护套中，建立气腹
(16)清理术野	递吸引器、无损伤肠钳与主刀医生；递巴克钳和肠钳与一助；剪刀剪断荷包线，取出橡胶管
(17)排出腹腔内二氧化碳气体，拔出穿刺套管，清点用物，缝合切口	同本章第三节腹腔镜辅助远端胃癌根治术

6. 操作注意事项

(1)～(4)同腹腔镜辅助远端胃癌根治术。

(三)腹腔镜下左半结肠切除术

1. 适应证 结肠脾曲、降结肠及乙状结肠上段的恶性肿瘤。

2. 麻醉方式 全身麻醉。

3. 手术体位与手术间设置(图6-25) 取头低脚高截石位。

4. 物品准备

(1)设备：腹腔镜系统、电外科设备、超声刀。

（2）器械：胃肠手术器械；腹腔镜腔镜器械，包括30°腹腔镜、穿刺套管、肠钳、分离钳、分离剪、微齿抓钳（巴克钳）、冲洗吸引器、钛夹钳、Hem-o-lok夹钳、持针器、荷包钳、保温杯等。

（3）其他：除常规物品外，另需切口保护器、荷包线、直线切割缝合器、管型吻合器、1/2弧2-0和0号可吸收缝线。

5. 手术步骤与配合（表6-8）

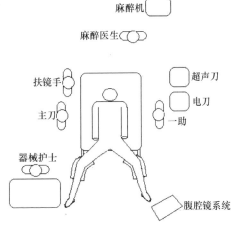

图 6-25　腹腔镜下左半结肠切除术手术体位及手术室设置

表 6-8　腹腔镜下左半结肠切除手术步骤与配合

手术步骤	手术配合
（1）消毒皮肤，铺手术单；连接设备	同本章第三节腹腔镜辅助远端胃癌根治术
（2）建立气腹，安置套管（图6-26）	
1）第一穿刺点：脐孔下缘	置入12mm穿刺套管
2）第二穿刺点：右侧腹直肌外侧缘与脐上1cm水平线连线	置入10mm穿刺套管
3）第三穿刺点：右侧麦氏点上	置入5mm穿刺套管
4）第四穿刺点：左侧腹直肌外侧缘与脐水平线连线交点	置入5mm穿刺套管
5）第五穿刺点：左侧反麦氏点	置入5mm或10mm穿刺器
（3）探查腹腔	递超声刀、肠钳、巴克钳游离、探查腹腔
（4）左半结肠内侧游离、切开乙状结肠系膜中线侧	调整手术体位为头低脚高，向右侧倾斜10°～15°；递肠钳、巴克钳与助手协助向腹侧提拉直肠，递超声刀、肠钳与主刀游离、切开乙状结肠系膜中线侧
（5）扩展Toldt间隙、高位离断肠系膜下动脉、根部离断肠系膜下静脉	递Hem-o-lok夹或钛夹夹闭血管，超声刀游离、切断
（6）处理中结肠血管、游离左半结肠后外侧	操作同上
（7）游离结肠脾曲	调整手术体位为头高脚低，递超声刀、肠钳游离结肠脾曲
（8）切割闭合器离断肠管	准备腔内直线切割缝合器，前端涂抹石蜡油，装好钉仓，递与主刀
（9）撤除气腹，延长左下腹部反麦氏切口长约5cm	手术床归位，递酒精棉球消毒皮肤，20号手术刀切开皮肤，电刀止血，逐层切开，递切口保护套保护切口
（10）荷包缝合肠管	递荷包钳夹闭肠管，20号手术刀切断肠管，移除标本，牵开肠近端肠腔，荷包针行肠管荷包缝合，依次用酒精、生理盐水棉球消毒肠管断端，置入管状吻合器底钉座，并收紧打结

手术步骤	手术配合
(11)重建气腹	递橡胶手套一只,套于切口保护套上,建立气腹。调整手术体位为头低脚高,右侧倾斜10°~15°,打开二氧化碳气腹机
(12)肛门冲洗,扩肛 (13)吻合肠管	递50ml注射器涂抹石蜡油,抽吸聚维酮碘冲洗扩充肛门 管状吻合器充分涂抹石蜡油,在内镜下经肛门置入管状吻合器与近端肠管底钉座对合后完成吻合:调整好肠管位置及方向,巴克钳抓住底钉座杆向肛门送,分离钳协助吻合器与底钉座衔接,完成吻合
(14)冲洗腹腔,检查腹腔内无活动性出血,将肠管复位,左下腹操作孔置入胶管引流至结肠脾曲	递50ml注射器抽吸温生理盐水从吸引器侧孔注入腹腔冲洗,吸引器吸除液体,9×28角针7号丝线固定引流管
(15)排出腹腔内二氧化碳气体,拔出穿刺套管,清点用物,缝合切口	同本章第三节腹腔镜辅助远端胃癌根治术

6. 操作注意事项

(1)~(4)同本章第三节腹腔镜辅助远端胃癌根治术。

(四)腹腔镜下右半结肠切除术

1. 适应证 盲肠癌、升结肠癌及结肠肝曲癌,侵及盲肠或有淋巴结转移的阑尾腺癌。

2. 麻醉方式 全身麻醉。

3. 手术体位及手术间设置(图6-27) 取仰卧分腿位,双上肢内收。

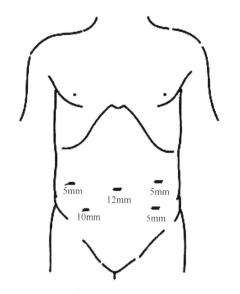

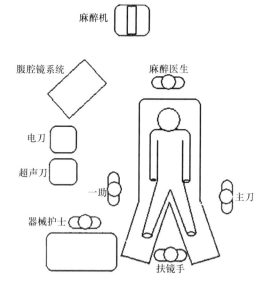

图6-26 腹腔镜下左半结肠切除术套管安置的位置

图6-27 腹腔镜下右半结肠切除术手术体位及手术室设置

4. 物品准备

(1)设备:腹腔镜系统、电外科设备、超声刀。

(2)器械：胃肠手术器械；腹腔镜手术器械，包括30°腹腔镜、刺套管、肠钳、分离钳、分离剪、微齿抓钳(巴克钳)、冲洗吸引器、钛夹钳、Hem-o-lok 夹钳、针持、保温杯等。

(3)其他：除常规物品外，另需切口保护器，直线切割缝合器，3-0、1/2 弧 2-0 和 0 号可吸收缝线。

5. 手术步骤与配合(表 6-9)

表 6-9　腹腔镜下右半结肠切除术手术步骤与配合

手术步骤	手术配合
(1)消毒皮肤，铺手术单；连接设备	同本章第三节腹腔镜辅助远端胃癌根治术
(2)建立气腹，安置套管(图 6-28)	
1)第一穿刺点：脐孔下缘	置入 12mm 穿刺套管
2)第二穿刺点：在左侧髂前上棘与脐连线中外 1/3 处	置入 10mm 穿刺套管
3)第三穿刺点：在左侧肋缘下 3cm 与左侧锁骨中线交点处 1/3 处	置入 5mm 穿刺套管
4)第四穿刺点：在右侧髂前上棘与脐连线中外 1/3 处	置入 5mm 穿刺套管
5)第五穿刺点：右侧肋缘下 3cm 与右侧锁骨中线交点处 1/3 处	置入 5mm 或 10mm 穿刺套管
(3)腹腔探查	
(4)右半结肠内侧游离	调整手术体位为头低脚高，向左倾斜 10°～15°，递超声刀游离、切开回结肠血管蒂下缘系膜，将小肠移至上腹部，大网膜向上翻，充分暴露视野
(5)处理回结肠血管，清扫淋巴结	递超声刀游离结肠系膜，暴露血管，清除血管根部淋巴结；递 Hem-o-lok 夹或钛夹夹闭血管
(6)超声刀继续扩展右结肠后间隙	递超声刀游离
(7)处理回结肠、中结肠血管并清扫淋巴结	递 Hem-o-lok 夹或钛夹夹闭、超声刀离断血管，超声刀游离、清除根部淋巴结
(8)处理胃网膜右动静脉并清扫幽门下淋巴结	操作同上
(9)右半结肠周围游离：继续切开小肠系膜至与右结肠后间隙完全贯通	操作同上
(10)游离结肠肝曲	操作同上
(11)撤除气腹，开腹	手术床归位，取上腹部正中切口，递酒精棉球消毒皮肤，20 号手术刀切开皮肤，电刀止血，逐层切开，递切口保护套保护切口
(12)移除标本，肠管吻合	在巴克钳的引导下取出预切除肠管及网膜。裸化横结肠与回肠双侧，切除肠管约 2cm，清理肠管的系膜，同时在肠段上下置肠钳后切断，依次用酒精、生理盐水棉球消毒肠管断端，3-0 可吸收缝线全层缝合双侧肠管断端，并加固浆膜层
(13)整理冲洗腹腔，重建气腹，放置引流管	检查腹腔内有无活动性出血，将肠管复位，左下腹操作孔置入橡胶引流管至肝肾隐窝附近并固定
(14)排出腹腔内二氧化碳气体，拔出穿刺套管，清点用物，关闭切口	同本章第三节腹腔镜辅助远端胃癌根治术

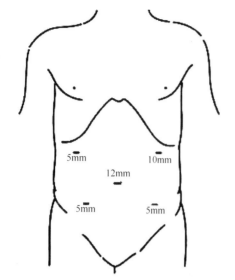

图 6-28　腹腔镜下右半结肠切除术套管安置的
位置

3. 手术体位及手术间设置(图 6-29)

4. 物品准备

(1)设备：腹腔镜系统、电外科设备、超声刀。

(2)器械：胃肠手术器械；腹腔镜手术器械，包括 30°腹腔镜、穿刺套管、肠钳、分离钳、分离剪、微齿抓钳(巴克钳)、冲洗吸引器、钛夹钳、Hem-o-lok 夹钳、针持、荷包钳、保温杯等。

(3)其他：除常规物品外，另需切口保护器、荷包线、直线切割缝合器、管型吻合器、1/2 弧 2-0 和 0 号可吸收缝线。

5. 手术步骤与配合(表 6-10)

6. 操作注意事项

(1)～(4)同本章第三节腹腔镜辅助远端胃癌根治术。

(五)腹腔镜下全结肠切除术

1. 适应证

(1)溃疡性结肠炎并反复出血，经内科治疗无效或癌变者。

(2)家族性肠息肉病、肠息肉病合并多发性骨瘤和多发性软组织瘤。

(3)色素沉着息肉综合征。

(4)广泛性结肠憩室并反复感染。

(5)多发结肠癌。

(6)结肠慢传输型便秘。

(7)全结肠无力者。

2. 麻醉方式　全身麻醉。取头低脚高改良截石位。

表 6-10　腹腔镜下全结肠切除术手术步骤与配合

手术步骤	手术配合
(1)消毒皮肤，铺手术单；连接设备	同本章第三节腹腔镜辅助远端胃癌根治术
(2)建立气腹，安置套管(图 6-30)	
1)做第一穿刺点：脐孔上缘	置入 12mm 穿刺套管
2)第二穿刺点：右侧腹直肌外缘与双侧髂前上棘连线交点略下方	置入 10mm 穿刺套管
3)第三穿刺点：右侧腹直肌外缘与双侧髂前上棘连线交点肋缘下 5cm	置入 5mm 穿刺套管
4)第四穿刺点：左侧腹直肌外缘与双侧髂前上棘连线交点略下方	置入 5mm 穿刺套管
5)第五穿刺点：左侧腹直肌外缘与双侧髂前上棘连线交点肋缘下 5cm	置入 5mm 或 10mm 穿刺套管
(3)探查腹腔	
(4)游离降乙状结肠，离断肠系膜下血管并清除区域淋巴结	调整手术体位为头低脚高位，向右倾斜 10°～15°；递肠钳提起系膜，超声刀游离，Hem-o-lok 夹或钛夹夹闭血管，超声刀离断

续表

手术步骤	手术配合
(5)游离横结肠左侧半	调整手术体位为头高脚低，向左倾斜10°～15°，递超声刀在中央侧游离横结肠左侧半；调整手术体位为向右倾斜10°～15°，在外周侧游离横结肠左侧半
(6)游离直肠至盆底	调整手术体位为头低脚高
(7)离断回结肠血管、右结肠血管，在中央侧清除区域淋巴结	调整手术体位为头低脚高，向左倾斜10°～15°；递Hem-o-lok夹或钛夹夹闭，超声刀离断血管，超声刀游离、清除淋巴结
(8)游离升结肠、盲肠系膜	递超声刀游离升结肠、盲肠系膜
(9)离断中结肠血管，在中央侧游离横结肠右侧半，并清除区域淋巴结	递Hem-o-lok夹或钛夹夹闭，超声刀离断血管，超声刀游离、清除淋巴结
(10)在外周侧游离横结肠右侧半、升结肠、盲肠：使横结肠头尾侧的外科平面在胰腺前方完全贯通，升结肠、盲肠两侧的游离平面相互贯通	调整手术体位为头高脚低，向左倾斜10°～15°
(11)游离末段回肠	调整手术体位为头低脚高，向左倾斜10°～15°。递巴克钳将盲肠和末段回肠向左上方牵引，超声刀切开小肠系膜，使末段回肠充分松解，以满足回肠-肛管吻合所需长度
(12)切断直肠	超声刀切开肠系膜，并近远两侧裸化肠管，递直线闭合切割器离断肠管，远侧肠端置于盆腔内，近侧用巴克钳固定于右下腹穿刺孔附近
(13)撤除气腹，开腹	递20号手术刀向头侧延长右下腹穿刺孔，形成长约5cm切口，电刀逐层切开，递切口保护器保护切口
(14)切除全结肠	将已完全游离的结肠和末段回肠经切口提出，递肠钳于近侧夹闭肠管，荷包钳夹闭回肠，20号手术刀切断肠管。递酒精、盐水棉球依次消毒肠端，1号丝线缝合肠端。关闭近侧肠端，4号丝线于距离断端10cm处肠管侧壁行荷包缝合，置入管型吻合器底钉座，收紧荷包线并打结
(15)关闭切口，行回肠-肛管吻合	同本章第三节腹腔镜左半结肠切除术
(16)清理术野，在回肠-肛管吻合口后方左右两侧放置橡胶管引流，自左右下腹穿刺孔出并固定	
(17)清点用物，关闭切口	同本章第三节腹腔镜辅助远端胃癌根治术

6. 操作注意事项

(1)～(2)同本章第三节腹腔镜辅助远端胃癌根治术。

(3)手术体位：患者取改良截石位，有利于术者在手术不同阶段改变站位，摆放改良截石位时，右下肢尽可能放低，以免影响术者操作。

（4）护理操作

1）在手术过程中根据需要改变监视器的位置。

2）为保证手术操作的连贯性，巡回护士应根据手术需要及时调整腹腔镜、患者体位，巡回护士及时协助医生调整，并注意观察各管道及患者体位情况，防止管道脱落及患者滑落。

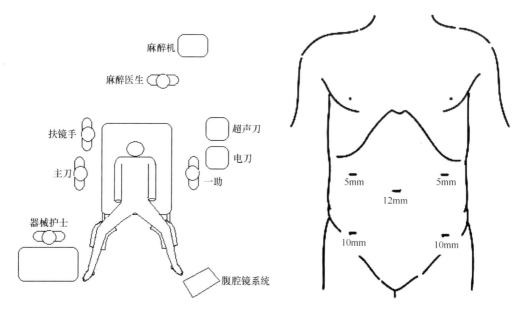

图6-29 腹腔镜下全结肠切除术手术体位及手术室设置　　图6-30 腹腔镜下全结肠切除术套管安置的位置

（六）腹腔镜下直肠癌根治术

1. 适应证　主要为早期癌和进展期癌，晚期癌只能行姑息性手术。

（1）早期癌：Dukes A 期、Dukes B 期的结肠癌、直肠癌。

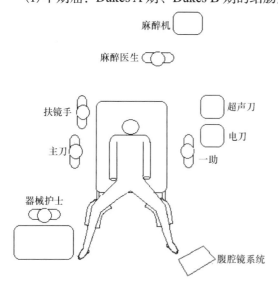

图6-31 腹腔镜下直肠癌根治术手术体位及手术室设置

（2）进展期癌：横径＜6cm、肿块不固定的 Dukes C 期患者。

（3）晚期癌：Dukes D 期的患者可行姑息性切除。

（4）对除保留肛门括约肌手术以外的直肠癌施行 Miles 术：肛管及肛门周围癌；直肠下段癌侵及肛提肌者，会阴部、肛管及包括其周围保肛术有癌残留者；癌肿下缘距肛缘 5cm 以下、肿块＞3cm 者；术后盆腔底部有可能残留者。

2. 麻醉方式　全身麻醉。

3. 手术体位及手术间设置（图6-31）取头低脚高截石位。

4. 物品准备

(1)设备：腹腔镜系统、电外科设备、超声刀。

(2)器械：常规开腹手术器械；腹腔镜手术器械，包括30°腹腔镜、穿刺套管、肠钳、分离钳、分离剪、微齿抓钳(巴克钳)、冲洗吸引器、钛夹钳、Hem-o-lok夹钳、持针器、荷包钳、保温杯等。

(3)其他：除常规物品外，另需切口保护器、钛夹(单发)、Hem-o-lok夹、1/2弧 2-0和0号可吸收线、荷包线、一次性切割缝合器、管型吻合器。

5. 手术步骤与配合(表6-11)

表6-11　腹腔镜下直肠癌根治术手术步骤与配合

手术步骤	手术配合
Dixon 术	
(1)消毒皮肤，铺手术单；连接设备	同本章第三节腹腔镜下辅助远端胃癌根治术
(2)建立气腹，安置套管(图6-32)	
1)做第一穿刺点：脐孔下缘	置入 12mm 穿刺套管，将30°腹腔镜放入腹腔，探查腹腔和盆腔
2)第二穿刺点：右侧腹直肌外侧缘与脐水平线连线处	置入 5mm 穿刺套管
3)第三穿刺点：右侧麦氏点处	置入 10mm 穿刺套管
4)第四穿刺点：左侧腹直肌外侧缘与脐水平线连线交点	置入 5mm 穿刺套管
5)第五穿刺点：左侧反麦氏点	置入 5mm 或 10mm 穿刺套管
(3)左半结肠内侧游离	调整手术体位为头低脚高，向右倾斜10°～15°
1)切开乙状结肠系统中线侧	递肠钳抓紧直肠向腹侧提拉，超声刀从尾侧向头侧切开乙状结肠系膜至小肠系膜根后左转，扩展 Toldt 间隙
2)高位离断肠系膜下动脉	显露肠系膜下神经丛，距肠系膜下动脉主干起始点 1～2cm 处上 Hem-o-lok 夹、钛夹夹闭，超声刀离断动脉，同时清除周围脂肪组织和淋巴结
3)根部离断肠系膜下静脉	超声刀继续向头侧及外侧分离左 Toldt 间隙，在近十二指肠空肠曲下游离、显露肠系膜下静脉，上 Hem-o-lok 夹、钛夹夹闭，超声刀离断静脉
(4)游离左半结肠后外侧	超声刀游离，使乙状结肠外侧与中线侧平面完全贯通，并向上方延伸至降结肠中段、乙状结肠上段水平
(5)游离直肠周围	前侧直至直肠膀胱陷凹腹膜反折水平的直肠中段两侧，前壁游离至前列腺水平，后侧结直肠系膜与骶前筋膜之间的直肠后间隙内向尾侧扩展外科平面，切断直肠骶骨筋膜，进入骶前间隙接近肛提肌，靠外侧两侧扩展直肠后间隙，切断直肠侧韧带，游离直至肿物下方5cm
(6)切断直肠	在肿物的远侧端3～4cm 处用超声刀切开直肠系膜，使肠壁完全裸化，递直线切割闭合器闭合并切断直肠肠管

续表

手术步骤	手术配合
(7)暂停气腹，做腹部小切口，取出标本	扩大左下腹操作孔，递 11 号手术刀做 4～5cm 切口，逐层切开入腹腔，切口保护套保护腹壁切口全层。将肿瘤及近侧肠管钳出体外，在距肿瘤 10cm 处切断结肠，取出标本
(8)荷包缝合	于近端结肠做荷包缝合，肠管内置入管状吻合器底钉座，收紧荷包线并打结，将近端肠管送回腹腔
(9)关闭腹腔	清点核对物品后，递 9×28 圆针 7 号丝线缝合腹膜、鞘膜，9×28 角针 1 号丝线缝合皮肤
(10)吻合肠管	重建气腹，调整手术体位为头低脚高向右倾。递 50ml 注射器抽吸聚维酮碘清洗肛门和直肠，将管型吻合器经肛门置入，吻合器中心杆与腹腔内底钉座对接，在内镜监视下完成肠管吻合
(11)冲洗腹腔，止血，放置引流管	递 50ml 注射器抽吸温生理盐水从吸引器侧孔注入腹腔冲洗，检查腹腔内无活动性出血，将肠管复位，左下腹操作孔置入胶管引流至盆腔吻合口附近，9×28 角针 7 号丝线固定
(12)清点用物，关闭切口	手术床归位，清点手术用物，排出腹腔内二氧化碳，撤除内镜器械。1/2 弧 2-0 可吸收线缝合穿刺器口，敷料覆盖切口
Miles 术	
(1)"消毒铺单"至"游离直肠周围"	同 Dixon 术
(2)切断乙状结肠	递超声刀于乙状结肠距肿瘤 25cm 左右处切断，保留的长度以经腹膜拉出至腹壁造口有张力为度
(3)腹壁造口	递组织钳垂直提起皮肤，在腹壁上做直径 3cm 的圆形腹壁切口，扣克钳钳夹乙状结肠的断端经此切口拉出腹壁，递酒精棉球消毒肠管，3-0 可吸收线行断端全层与造口皮下组织间断缝合
(4)会阴部切口	递电刀自会阴中心点、经坐骨结节内侧，至尾骨尖形成椭圆形切口线，将直肠前壁完全游离切除，标本从会阴部取出
(5)缝合会阴部切口、放置引流管	递 9×28 圆针 4 号丝线缝合皮下组织，递 9×28 角针 1 号丝线缝合皮肤，骶前放置引流管，引流于会阴部切口旁引出，9×28 角针 7 号丝线固定

6. 操作注意事项

(1)～(4)同本章第三节腹腔镜辅助远端胃癌根治术。

(七)全腹腔镜下小肠部分切除术

1. 适应证

(1)绞窄性肠梗阻；瘢痕组织或畸形导致的肠梗阻；绞窄性疝、肠扭转、肠套叠等所致的肠管坏死；肠系膜血管栓塞所致的肠管坏死。

（2）小肠炎性疾病（如克罗恩病等）导致的出血或穿孔。

（3）肠管损伤严重、不能缝合修补的外伤性肠破裂。

（4）小肠息肉、肿瘤或肠系膜肿瘤。

（5）小肠内出血经非手术治疗无效者。

2. 麻醉方式　全身麻醉。

3. 手术体位及手术间设置（图 6-33）　平卧位，术中依术野暴露需要调节手术台倾斜角度。

4. 物品准备

（1）设备：腹腔镜系统、电外科设备、超声刀。

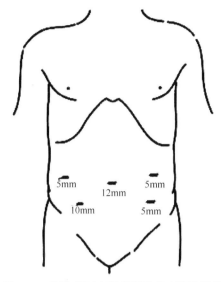

图 6-32　腹腔镜下直肠癌根治术套管安置的位置

（2）器械：普外科腹腔镜手术器械；普外科腹腔镜器械，包括穿刺套管、肠钳、分离钳、分离剪、微齿抓钳（巴克钳）、冲洗吸引器、钛夹钳、Hem-o-lok 钳、针持、保温杯等。

（3）其他：除常规物品外，另需切口保护器、1/2 弧 2-0 可吸收缝线、荷包线、直线切割缝合器。

5. 手术步骤与配合（表 6-12）

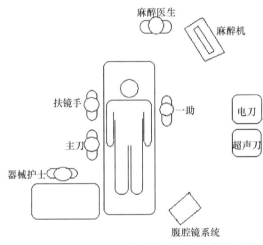

图 6-33　全腹腔镜下小肠部分切除术手术体位及手术室设置

表 6-12　全腹腔镜下小肠部分切除术手术步骤与配合

手术步骤	手术配合
（1）消毒皮肤，铺手术单；连接设备	同本章第三节腹腔镜辅助远端胃癌根治术
（2）建立气腹，安置套管（图 6-34）	
1）做第一穿刺点：环脐切口	置入 12mm 穿刺套管
2）第二穿刺点：右侧腹直肌外侧缘与脐水平线连线处	置入 5mm 穿刺套管
3）第三穿刺点：右侧麦氏点处	置入 10mm 穿刺套管
4）第四穿刺点：左侧腹直肌外侧缘与脐水平线连线交点	置入 5mm 穿刺套管
5）第五穿刺点：左侧反麦氏点	置入 5mm 穿刺套管

续表

手术步骤	手术配合
(3)探查腹腔	递主刀超声刀、肠钳，助手肠钳、巴克钳自 Treitz 韧带或回盲部开始依次探查全部小肠，确定病灶部位
(4)肠端游离	递主刀腔镜纱条在病灶远近端至少 5cm 处穿过肠系膜无血管区，打结阻断肠腔；递超声刀按扇形区域游离拟切除肠段小肠系膜，较粗血管用钛夹或者 Hom-o-lok 夹闭切断
(5)肠腔吻合	递巴克钳将欲切除肠段的近、远端平行靠拢，准备好直线切割闭合器，并进行侧侧吻合
(6)病灶切除和肠祥闭合	递主刀巴克钳、助手肠钳，并准备好直线切割闭合器切除肠祥的同时闭合输入祥和输出祥
(7)系膜孔关闭	递 2-0 可吸收缝合线缝合肠系膜裂孔
(8)取出标本	将标本装入标本袋，并扩大 12mm 套管孔，取出标本
(9)冲洗腹腔，止血，放置引流管	递 50ml 注射器抽吸温生理盐水从吸引器侧孔注入腹腔冲洗，检查腹腔内无活动性出血，将肠管复位、左下腹操作孔置入胶管引流至盆腔吻合口附近，9×28 角针 7 号丝线固定于皮肤
(10)清点用物，关闭切口	同本章第三节腹腔镜辅助远端胃癌根治术

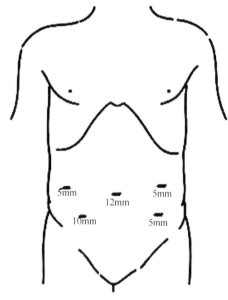

图 6-34　全腹腔镜下小肠部分切除术套管安置的位置

6. 操作注意事项

(1)～(4)同本章第三节腹腔镜辅助远端胃癌根治术。

(八)腹腔镜辅助小肠部分切除术

1. 适应证

(1)绞窄性肠梗阻、瘢痕组织或畸形导致的肠梗阻、绞窄性疝、肠扭转、肠套叠等所致的肠管坏死、肠系膜血管栓塞所致的肠管坏死。

(2)小肠炎性疾病(如克罗恩病等)导致的出血或穿孔。

(3)肠管损伤严重、不能缝合修补的外伤性肠破裂。

(4)小肠息肉、肿瘤或肠系膜肿瘤。

(5)小肠内出血经非手术治疗无效者。

2. 麻醉方式　全身麻醉。

3. 手术体位及手术间设置(图 6-35)
平卧位，术中依术野暴露需要调节手术台倾斜角度。

4. 物品准备

(1)设备：腹腔镜系统、电外科设备、超声刀。

(2)器械：胃肠手术器械；腹腔镜手术器械，包括 30°腹腔镜、穿刺套管、肠钳、分离钳、分离剪、微齿抓钳(巴克钳)、冲洗吸引器、钛夹钳、Hem-o-lok 夹钳、持针器、保温杯等。

(3)其他：除常规物品外，另需切口保护器、1/2 弧 2-0 和 0 号可吸收线、荷包线、直线切割缝合器。

5. 手术步骤与配合(表 6-13)

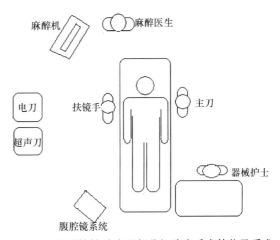

图 6-35 腹腔镜辅助小肠部分切除术手术体位及手术室设置

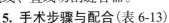

表 6-13 腹腔镜辅助小肠部分切除术手术步骤与配合

手术步骤	手术配合
(1)消毒皮肤，铺手术单；连接设备	同本章第三节腹腔镜辅助远端胃癌根治术
(2)建立气腹，安置套管(图 6-36)	
1)做第一穿刺点：脐孔下缘	置入 12mm 穿刺套管
2)第二穿刺点：左侧腹直肌外侧缘与脐水平线连线处	置入 5mm 穿刺套管
3)第三穿刺点：反麦氏点处	置入 5mm 穿刺套管
(3)腹腔探查	递超声刀、肠钳、助手肠钳、巴克钳自 Treitz 韧带或回盲部开始依次探查全部小肠，确定病灶部位
(4)确定腹部切口位置	递巴克钳提起病变小肠靠近腹壁，选择靠近病变肠段，估计将肠段提出腹腔时无张力的部位做腹壁切口；递超声刀分离粘连
(5)做腹壁切口	递酒精棉球消毒皮肤，切口边缘各置一块纱布，递有齿镊、20 号手术刀切开皮肤，弯钳止血，干纱布拭血，4 号丝线结扎或电凝止血。切开腹膜，递切口保护器保护切口
(6)病灶切除	在定位巴克钳帮助下，将病变肠段提出腹腔，在腹膜外与开腹手术同法完成小肠部分切除及吻合
(7)封闭腹膜，重建气腹	使用无菌手套套住切口保护套边缘。再次打开腹腔镜系统，开启二氧化碳气腹
(8)冲洗腹腔，止血，放置引流管	递 50ml 注射器抽吸温生理盐水从吸引器侧孔注入腹腔冲洗，检查腹腔内无活动性出血，将肠管复位，左下腹操作孔置入胶管引流至盆腔吻合口附近，9×28 角针 7 号丝线固定
(9)清点用物，关闭切口	同本章第三节腹腔镜辅助远端胃癌根治术

6. 操作注意事项

(1)～(4)同本章第三节腹腔镜辅助远端胃癌根治术。

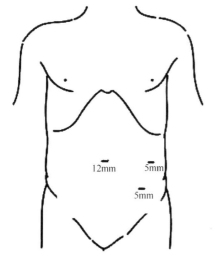

图 6-36 腹腔镜辅助小肠部分切除术套管
安置的位置

（1）设备：腹腔镜系统、电外科设备、超声刀。

（2）器械：胃肠手术器械；腹腔镜手术器械，包括30°腹腔镜、穿刺套管、肠钳、分离钳、分离剪、微齿抓钳(巴克钳)、冲洗吸引器、持针器、保温杯等。

（3）其他：除常规物品外，另需切口保护器、荷包线、一次性切割缝合器、1/2弧 2-0 和 0 号可吸收线。

5. 手术步骤与配合（表 6-14）

（九）腹腔镜下肠粘连松解术

1. 适应证

（1）腹部手术后反复腹痛，未能明确诊断的患者。

（2）诊断明确的粘连性肠梗阻早期。

（3）反复发作的粘连性肠梗阻缓解期。

2. 麻醉方式 全身麻醉。

3. 手术体位及手术间设置（图 6-37） 平卧位，术中依术野暴露需要调节手术台倾斜角度。

4. 物品准备

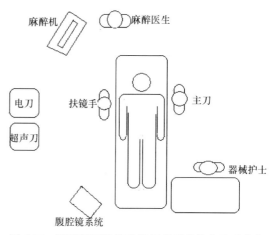

图 6-37 腹腔镜下肠粘连松解术手术体位及手术室
设置

表 6-14 腹腔镜下肠粘连松解术手术步骤与配合

手术步骤	手术配合
（1）消毒皮肤，铺手术单；连接设备	同本章第三节腹腔镜辅助远端胃癌根治术
（2）建立气腹，安置套管(图 6-38)	
1)做第一穿刺点：脐孔下缘	置入 12mm 穿刺套管
2)第二、第三穿刺点：根据原手术切口及所估计的腹腔内粘连情况设计	置入 5mm 穿刺套管
（3）腹腔探查	若有腹腔积液先予以吸除
（4）分离粘连带	
1)处理网膜和小肠与腹壁的粘连	递超声刀、肠钳游离粘连处
2)从回盲部开始探查，离断粘连带	递分离剪游离、剪断粘连带
（5）冲洗腹腔，止血，放置引流管	大量温生理盐水从吸引器侧孔注入腹腔冲洗，检查腹腔内无活动性出血，将肠管复位，大网膜尽量归位。左下腹操作孔置入胶管引流至盆腔吻合口附近，9×28角针 7 号丝线固定
（6）清点用物，关闭切口	同本章第三节腹腔镜辅助远端胃癌根治术

6. 操作注意事项

（1）设备操作：电刀可引起粘连带收缩，导致损伤粘连肠袢的风险，在处理粘连带时，应避免使用电外科设备。

（2）～（4）同本章第三节腹腔镜辅助远端胃癌根治术。

（十）腹腔镜下阑尾切除术

1. 适应证

（1）单纯性阑尾炎或亚急性阑尾炎。

（2）急性阑尾炎时间不超过 24 小时，B 超检查无包裹性肿物。

（3）部分化脓性或坏疽性阑尾炎。

（4）需排除其他疾病，以腹腔镜做出鉴别诊断及诊断，并手术切除。

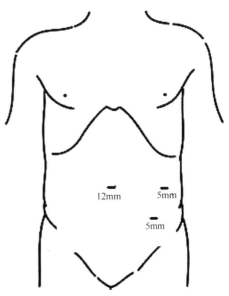

图 6-38　腹腔镜下肠粘连松解术套管安置的位置

2. 麻醉方式　全身麻醉。

3. 手术体位及手术间设置（图 6-39）患者取仰卧位，术者站于患者左侧。

4. 物品准备

（1）设备：腹腔镜系统、超声刀。

（2）器械：阑尾切除手术器械；腔镜手术器械，包括 0°或 30°腹腔镜、穿刺套管、肠钳、巴克钳、分离钳、冲洗吸引器、持针器、分离剪、超声刀、血管夹钳和血管夹。

（3）其他：除常规物品外，另需 1/2 弧 2-0 和 0 号可吸收线。

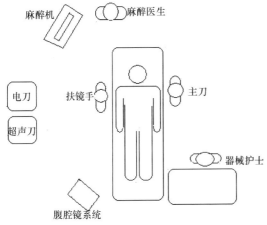

图 6-39　腹腔镜下阑尾切除术手术体位及手术室设置

5. 手术步骤与配合（表 6-15）

表 6-15　腹腔镜下阑尾切除术手术步骤与配合

手术步骤	手术配合
（1）消毒皮肤，铺手术单；连接设备	同本章第三节腹腔镜辅助远端胃癌根治术
（2）建立气腹，安置套管（图 6-40）	
1）做第一穿刺点：脐孔内下缘或内上缘	置入 12mm 穿刺套管
2）第二穿刺点：脐水平右侧腹直肌外缘外上方 1～2cm	置入 5mm 穿刺套管
3）第三穿刺点：于脐与耻骨联合中点左侧 1cm	置入 5mm 穿刺套管
（3）腹腔探查	递肠钳和巴克钳探查腹腔，确定阑尾炎症程度，排除其他病变

续表

手术步骤	手术配合
(4)显露回盲部	巴克钳提起阑尾，显露回盲部，展开阑尾系膜；调整手术床位置为头低脚高、向左侧倾斜15°，暴露阑尾
(5)处理阑尾系膜、阑尾动脉	递超声游离阑尾系膜，游离阑尾动脉至根部，并使用Hom-o-lok结扎
(6)结扎阑尾	
1)于阑尾根部0.3～0.5cm处结扎阑尾	递7号丝线，并制成圈套状
2)于结扎线上方置一枚Hom-o-lok夹夹闭阑尾	递Hom-o-lok钳
(7)剪断阑尾	递超声刀切断阑尾，残端不包埋
(8)取出标本	使用无菌标本袋盛装标本，从观察孔取出
(9)冲洗腹腔，止血，放置引流管	温生理盐水从吸引器侧孔注入腹腔冲洗，检查腹腔内无活动性出血，将肠管复位，大网膜尽量归位；左下腹操作孔置入胶管引流至盆腔吻合口附近，9×28角针7号丝线固定
(10)清点用物，关闭切口	同本章第三节腹腔镜辅助远端胃癌根治术

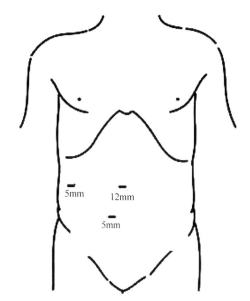

5mm
12mm
5mm

图6-40 腹腔镜下阑尾切除术套管安置的位置

6. 操作注意事项

(1)～(4)同本章第三节腹腔镜辅助远端胃癌根治术。

(十一)腹腔镜胃肠道手术治疗肥胖症

1. 适应证 目前，治疗肥胖症合并2型糖尿病的手术方式包括减少胃容积和消化道转流两类。

(1)减少胃容积术式

1)腹腔镜可调节胃束带术(laparoscopic adjustable gastric banding，LAGB)。

2)腹腔镜袖状胃成形术(sleeve gastrectomy，SG)。

3)垂直束带胃成形术(vertical banded gastroplasty，VGB)。

4)其他：经胃镜向胃腔置入球囊的胃减容方法。

(2)消化道转流术式

1)腹腔镜Roux-en-Y胃旁路术(laparoscopic Roux-en-Y gastric bypass surgery，LRYGBP)。

2)腹腔镜迷你胃旁路术(laparoscopic mini-gastric bypass，LMGBP)。

3) 胆胰转流术 (biliopancreatic diversion，BPD)。

4) 回肠转位术 (ileal transposition，IT)。

2. 麻醉方式　全身麻醉。

3. 物品准备

(1) 设备：腹腔镜系统、电外科设备、超声刀。

(2) 器械：胃肠手术器械；腹腔镜手术器械，包括 30°腹腔镜、穿刺套管、肠钳、分离钳、分离剪、微齿抓钳 (巴克钳)、冲洗吸引器、持针器、保温杯等。

(3) 其他：除常规物品外，另需切口保护器、荷包线、一次性切割缝合器、1/2 弧 2-0 和 0 号可吸收线。

4. 手术体位与手术间设置 (图 6-41) 同本章第三节腹腔镜辅助远端胃癌根治术。

5. 手术步骤与配合 (表 6-16，表 6-17)

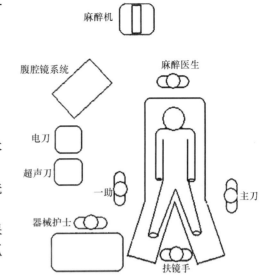

图 6-41　减少胃容积术手术体位及手术室设置

表 6-16　减少胃容积术手术步骤与配合

手术步骤	手术配合
(1) 消毒皮肤，铺手术单，连接设备，预热镜头，安置套管，建立气腹	同本章第三节腹腔镜辅助远端胃癌根治术
(2) 手术方式	
1) 可调节胃束带术 (LAGB) (图 6-42)	
①进入胃小弯后壁	递超声刀经肝胃韧带透明膜部无血管区切开，利用"金手指"经此切口进入胃小弯后壁
②建立胃后隧道	利用超声刀及腔镜下分离钳在胃后向贲门切迹方向分离，从贲门左缘穿出
③将胃束带对扣锁定	将胃束带导入腹腔，在"金手指"引导下，经胃后隧道环绕贲门下近端胃后对扣锁定
④固定胃束带	用 3-0 可吸收缝线在胃前壁束带上下做浆肌层缝合固定
⑤连接束带导管与注水泵	束带导管引出腹腔后与注水泵连接，并将注水泵固定于腹外斜肌腱膜表面
2) 袖状胃成形术 (图 6-43)	
①分离胃大弯侧和胃后组织	利用超声刀及分离钳探查及分离
②切割闭合胃体	用直线切割闭合器沿靠近小弯处切割闭合胃体，在切除约 60%大弯侧胃体的同时，保留袖状的胃小弯胃体
3) 垂直束带胃成形术 (VGB) (图 6-44)	在贲门下靠近小弯处贯穿胃前后壁切开。经此"窗口"用直线切割闭合器垂直钉合胃前后壁至食管胃角，从而将胃底部与贲门流入道分开；经此"窗口"将流入道用聚乙烯网片缝合约束，要求约束带周长在 4.5～5.5cm，这样就形成了一个近端小胃囊

续表

手术步骤	手术配合
①贯穿胃前后壁	在贲门下靠近过小弯处用超声刀、单极电凝钩贯穿胃前后壁切开
②将胃底部与贲门流入道分开	经上述"窗口"用直线切割闭合器垂直钉合胃前后壁至食管胃角,从而将胃底部与贲门流入道分开
③形成近端小胃囊	经上述"窗口"将流入道用聚乙烯网片缝合约束,要求约束带周长在4.5～5.5cm,这样就形成了一个近端小胃囊
4)球囊减容法(图6-45)	经胃镜向胃腔置入球囊的胃减容法。球囊容积 400～700ml,多采用装有生理盐水的硅胶软球
(3)冲洗腹腔,止血,放置引流管	温生理盐水从吸引器侧孔注入腹腔冲洗,检查腹腔内无活动性出血,将肠管复位,大网膜尽量归位。左下腹操作孔置入胶管引流至盆腔吻合口附近,9×28角针7号丝线固定于皮肤
(4)清点用物,关闭切口	同本章第三节腹腔镜辅助远端胃癌根治术

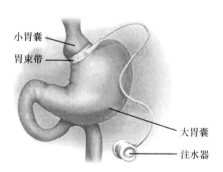

图 6-42　可调节胃束带术

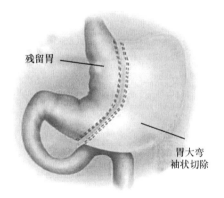

图 6-43　袖状胃成形术

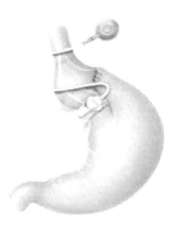

图 6-44　垂直束带胃成形术

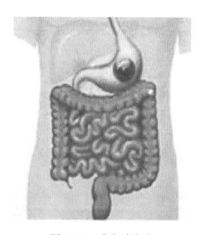

图 6-45　球囊减容术

表 6-17　消化道转流术手术步骤与配合

手术步骤	手术配合
(1)消毒皮肤,铺手术单,连接设备,预热镜头,安置套管,建立气腹	同本章第三节腹腔镜辅助远端胃癌根治术
(2)手术方式	
1)Roux-en-Y 胃旁路术(LRYGBP)(图 6-46)	
①分离胃体上部胃后壁	超声刀切开小网膜,分离胃体上部为后壁
②形成小胃囊	用直线切割闭合器在距离贲门 4cm 处横行切割闭合胃底,从而形成一个约 20ml 的小胃囊,而远端胃大部旷置
③吻合空肠与小胃囊	在距屈氏韧带 60cm 处切断空肠,上提远端空肠至小胃囊,用切割闭合器与之吻合
④吻合空肠与小肠	用切割闭合器将近端空肠与胃肠吻合口远端 90cm 处小肠吻合
2)迷你胃旁路术(LMGBP)(图 6-47)	
①形成小胃囊	用切割闭合器靠近胃小弯自胃窦至食管胃角切割闭合胃体,形成容积为 30~60ml 的管状小胃囊,其余大部胃体旷置
②吻合小胃囊与小肠	将小胃囊距屈氏韧带 40~200cm 之间的小肠吻合,吻合位置根据体重指数选择
3)胆胰转流术(BPD)(图 6-48)	
①行远端胃大部切除术	同本章第三节腹腔镜辅助远端胃癌根治术,并保留容积 200~500ml 的近端胃囊
②切断小肠	在距回盲瓣 250cm 处切断小肠
③吻合肠管	使用切割闭合器远端与保留胃囊吻合,近端在距回盲瓣 50cm 处与回肠端侧吻合
4)回肠转位术(IT)(图 6-49)	
①截取回肠	使用超声刀距回盲瓣 5~15cm 处截取一段 10~15cm 的回肠,保留其血供和神经支配
②切断空肠	使用切割闭合器将距屈氏韧带 5~10cm 处空肠切断
③吻合肠管	将远端回肠段插入吻合
(3)冲洗腹腔,止血,放置引流管	温生理盐水从吸引器侧孔注入腹腔冲洗,检查腹腔内无活动性出血,将肠管复位,大网膜尽量归位。左下腹操作孔置入胶管引流至盆腔吻合口附近,9×28 角针 7 号丝线固定于皮肤
(4)清点物品,关闭切口	同本章第三节腹腔镜辅助远端胃癌根治术

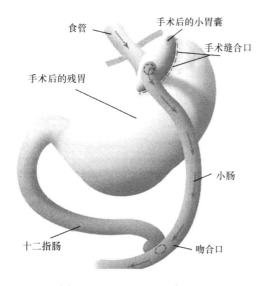

食管
手术后的小胃囊
手术缝合口
手术后的残胃
小肠
十二指肠
吻合口

图 6-46　Roux-en-Y 胃旁路术

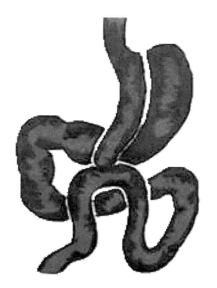

图 6-47　迷你胃旁路术

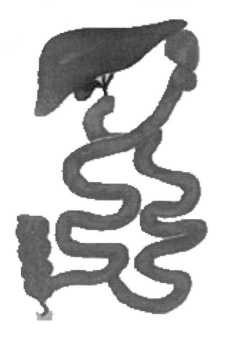

图 6-48　胆胰转流术

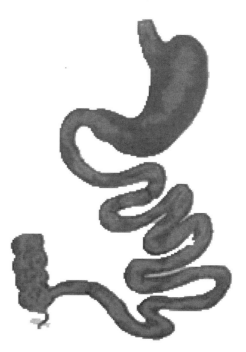

图 6-49　回肠转位术

　　目前，胃肠道手术已经成为治疗肥胖症合并 2 型糖尿病的重要方法，其术式正在不断改良和选择中，相关临床研究也在相互促进中不断进展。至 2009 年，美国糖尿病学会（American Diabetes Association，ADA）在 2 型糖尿病治疗指南中首次推荐减肥手术是治疗肥胖症合并 2 型糖尿病的重要措施之一。

　　但是对这类疾病的认识不能非内科即外科这样简单片面。肥胖症及其并发症，包括糖尿病、高血压、高脂血症等都是内分泌和生化代谢异常在各系统的不同表现，无论是临床内科、外科治疗，还是基础研究，都是深入认识这些疾病本质的不同路径。外科治疗因其在肥胖症合并 2 型糖尿病，包括其他肥胖相关疾病方面的优良疗效，目前有逐渐占据主导地位的趋势，但内科药物治疗、生物治疗也可能在将来获得重大突破。因此，内科和外科治疗必然呈现共同发展、互相修正、互相补充的态势。

参 考 文 献

潘凯. 2009. 腹腔镜胃肠外科手术图谱. 北京：人民卫生出版社.

王存川，吴东波，陈望，等. 2003. 150 例经乳晕入路的腔镜甲状腺切除术临床研究. 中国内镜杂志，9(2)：50-52.

中华医学会外科学分会腹腔镜与内镜外科学组，中华医学会外科学分会与腹壁外科学组，大中华腔镜疝外科学院. 2013. 腹股沟疝腹腔镜手术的规范化操作指南(2014 年版). 中国实用外科杂志，33(7)：566~570.

Miecoli P，Berti P，Rafaelli M，et al. 2001. Minimally invasive videoassisted thyroidectomy. Am J Surg，181(6)：567-570.

William B，Gagner M. 2001. Endoscopic thyroidectomy. J Otelaryngol，10(1)：16-17.

第七章　肝胆外科腹腔镜手术的护理配合

第一节　肝　胆　手　术

一、应　用　解　剖

（一）肝脏

肝脏是人体最大的腺体，呈楔形，右侧钝厚，左侧扁窄。可分上、下两面，前、后、左、右四缘。肝脏的上面隆凸，与膈肌接触，称膈面，由肝镰状韧带分为右大、左小两叶。肝脏的下面朝向左后下方，与腹腔脏器相接触，叫脏面。脏面上有两个纵沟和一个横沟，呈"H"形，将脏面从外形上分为四叶。横沟宽而短，有门静脉，肝固有动脉左右支、肝管、淋巴管及神经等出入，称为肝门，又叫第一肝门，出入肝门的结构被结缔组织包绕，构成肝蒂。肝脏的韧带是由腹膜壁层和脏层之间或脏层与脏层之间移行而成，包括肝镰状韧带、肝冠状韧带、肝胃韧带、肝十二指肠韧带、肝肾韧带等（图7-1）。

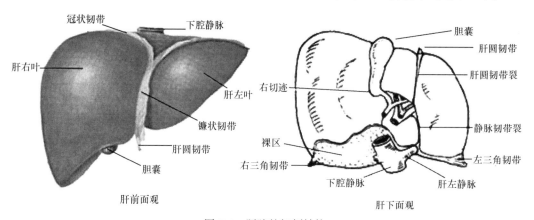

图 7-1　肝脏的解剖结构

（二）胆囊与胆总管

胆囊位于肝的胆囊窝内，可分为底、体、颈三部分，胆囊的动脉血供主要来自右肝动脉的单一的胆囊动脉。胆囊三角（Calot 三角）是由胆囊管、肝总管、肝脏下缘所构成的三角区，其中胆囊动脉、肝右动脉、副右肝管在此区穿过，是胆道手术极易误伤的区域。胆囊淋巴管位于胆囊管与肝总管相汇处夹角的上方，可作为手术寻找胆囊动脉和胆管的重要标志。胆总管由肝总管和胆囊管汇合而成，长 7～8cm，直径 0.6～0.8cm。由于管壁富于弹性纤维，故结石或蛔虫阻塞时可扩张到相当程度（图7-2）。

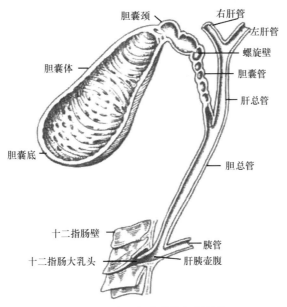

图 7-2　胆囊及胆囊管的解剖结构

二、手术配合

(一)腹腔镜左半肝切除术

1. 适应证

(1)病变位于 Couinaud Ⅱ、Ⅲ、Ⅳ段。

(2)病变大小以不影响第一和第二肝门的解剖为准,良性病变不超过 15cm,恶性病变不超过 10cm,囊性肿瘤大小可以适当放宽。

(3)肝功能 Child-Pugh 分级 B 级以上。

(4)活体肝移植供肝切取。

2. 麻醉方式　气管插管全身麻醉。

3. 手术体位与手术室设置(图 7-3)　患者取仰卧位或分腿仰卧位,术中调整至头高脚低,向右侧倾斜,具体角度根据手术需要实时调整。

4. 物品准备

(1)设备:腹腔镜系统、电外科设备、超声刀。

(2)器械:常规开腹手术器械;腹腔镜手术器械,包括 30°腹腔镜、穿刺套管、气

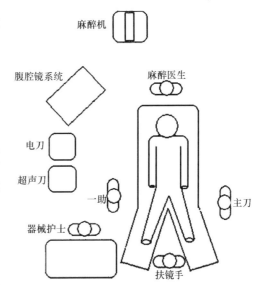

图 7-3　腹腔镜左半肝切除术手术体位及手术室设置

腹针、分离钳、无损伤抓钳、直角钳、分离剪、电凝钩、电凝棒、三叶钳、持针器、冲洗吸引器、施夹器、切割闭合器等。

(3)其他：除常规物品外，另需腹腔镜纱条、阻断带、标本袋等。

5. 手术步骤及配合(表7-1)

表7-1 腹腔镜左半肝切除术手术步骤与配合

手术步骤	手术配合
(1)消毒皮肤，铺手术单	递海绵钳钳夹碘酊、酒精消毒皮肤；按腹部手术常规铺单进行
(2)连接设备	检查、连接、调节腹腔镜摄像系统、二氧化碳气腹系统及超声刀、电外科设备
(3)建立气腹，安置套管(图7-4)	递酒精棉球消毒脐部，11号手术刀切开，干纱布1块拭血；递巾钳2把提起腹壁，递气腹针，连接二氧化碳输出管
1)做第一穿刺点：脐孔左下缘	递12mm穿刺套管置入，递观察镜插入腹腔观察腹腔及肝脏情况
2)第二穿刺点：右锁骨中线下与右侧肋缘下4cm交界处	用11号手术刀切开，递5mm穿刺套管，在内镜监视下依次进行第二、三、四点穿刺
3)第三穿刺点：左锁骨中线下与左侧肋缘下交界处稍下方处	
4)第四穿刺点：左腋前线肋缘下	
(4)探查腹腔及游离肝脏左叶	递三叶钳推移胃及肠管，分离钳及超声刀分离各韧带并离断韧带
(5)解剖第一肝门，控制肝脏流入管道	无损伤抓钳提起左肝，超声刀、分离钳及直角钳分离解剖第一肝门，阻断带预阻断门静脉，递腹腔镜纱条拭血
(6)解剖第二肝门，解剖与控制流出管道	递无损伤抓钳、超声刀游离出左肝静脉，7号丝线预先结扎
(7)离断肝实质	递超声刀沿肝预切线切开肝包膜，由浅入深逐步离断肝实质线
(8)离断左肝肝蒂及左肝静脉	肝实质离断至肝蒂及第二肝门时递切割闭合器离断
(9)检查处理肝断面	递电凝钩、电凝棒或双极电凝钳及施夹器对肝断面细小血管及胆管进行止血
(10)取出标本	递标本袋装取标本，20号手术刀延长切口，准备好容器装取标本
(11)彻底检查术野，冲洗腹腔，放置引流管	递冲洗吸引器，连接生理盐水进行冲洗，放置引流管
(12)排出腹腔内二氧化碳气体，拔出穿刺套管	手术床复位，撤除内镜器械
(13)清点用物，关闭切口	清点手术用物，递酒精棉球消毒切口，缝合切口，敷料覆盖切口

6. 操作注意事项

（1）设备操作：①手术开始前开机检查设备状态：摄像系统图像是否清晰，摄像手柄光圈是否清洁无污渍；光源灯泡是否处于有效寿命时间内，并适当调整亮度；调试二氧化碳气腹机压力，成人 12～14mmHg，小儿建议 8～12mmHg，应避免较大幅度的气腹压变化。②手术中密切观察设备使用情况：二氧化碳气腹机流量是否正常，压力有无异常变化，根据手术进程及时调整光源亮度，防止因长时间使用而灼烧患者。③手术后收整设备及相关配件，光纤和各种导线环绕直径要大于 15cm，防止曲折。

（2）器械检查：检查内镜手术器械的完整性，带电凝器械前端绝缘层有无破损裸露，超声刀头是否无缺损，建立气腹前检查气腹针是否通畅。

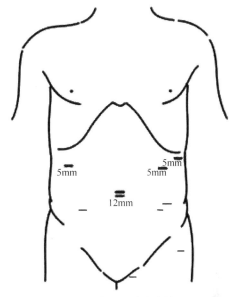

图 7-4　腹腔镜左半肝切除术套管安置的位置

（3）手术体位：根据术者习惯摆放仰卧位或分腿仰卧位，术中变换体位角度时应检查患者是否固定妥当；穿刺动脉的上肢外展时应注意外展幅度不超过 90°。

（4）护理操作：①腹腔镜切肝手术应随时做好中转开腹的准备，应预先备好开腹器械及所需物品；②手术过程中多使用超声刀分离，应保证超声刀的性能，在不使用时，器械护士应将超声刀头放于水中振荡以清洁超声刀头；③取标本时应注意无瘤操作，可用一次性或自制标本袋取标本，减少肿瘤细胞的种植；④传递器械和使用施夹器时，需配合镜下仔细观察，防止无意击发导致夹子滑脱。

（二）腹腔镜肝囊肿开窗术

1. 适应证

（1）有症状的非寄生虫性肝囊肿。

（2）位于肝脏表面的肝囊肿。

（3）肝囊肿与胆道无交通。

（4）不合并有恶性肿瘤。

（5）单发或多发的肝囊肿。

（6）囊肿迅速增大者（>10cm）。

2. 麻醉方式　气管插管全身麻醉。

3. 手术体位与手术室设置（图 7-5）患者取仰卧位，术中调整至头高脚低，根据肝囊肿位置向左侧或向右侧倾斜 15°～30°。

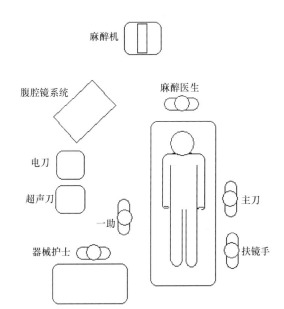

图 7-5　腹腔镜肝囊肿开窗术手术体位及手术室设置

4. 物品准备

(1)设备：腹腔镜系统、电外科设备、超声刀。

(2)器械：常规开腹手术器械；腹腔镜手术器械，包括 0°或 30°腹腔镜、穿刺套管、气腹针、分离钳、分离剪、电凝棒、电凝钩、穿刺针、冲洗吸引器等。

(3)其他：除常规物品外，另需腹腔镜纱条、标本袋、无水乙醇等。

5. 手术步骤与配合(表 7-2)

表 7-2　腹腔镜肝囊肿开窗术手术步骤与配合

手术步骤	手术配合
(1)消毒皮肤，铺手术单；连接设备	同本章第一节腹腔镜左半肝切除术
(2)建立气腹，安置套管(图 7-6)	
1)做第一穿刺点：脐孔内下缘或内上缘	置入 12mm 穿刺套管
2)第二穿刺点：上腹正中线剑突下 3cm 处	置入 5mm 穿刺套管
3)第三穿刺点：右肋缘下或左肋缘下锁骨中线	置入 5mm 穿刺套管
(3)探查囊肿	递吸引器或电凝棒轻压肝脏表面，判断囊肿情况
(4)处理囊液	递穿刺针穿刺抽取囊液，观察囊液性质，超声刀或电凝钩于囊肿壁电灼一小口，吸引器吸尽囊液
(5)囊肿壁开窗	递分离钳提起囊肿壁，电凝钩或超声刀切除囊肿壁，将切除的囊肿壁放入标本袋内取出
(6)处理囊腔	递电凝棒电凝囊肿壁，根据需要用无水乙醇浸泡废除囊肿壁的分泌功能
(7)放置引流管	确切止血后，在囊腔内放置引流
(8)清点用物，关闭切口	同本章第一节腹腔镜左半肝切除术

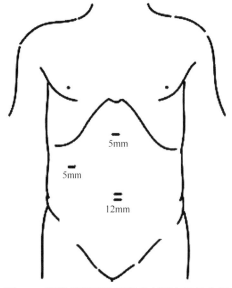

图 7-6　腹腔镜肝囊肿开窗术套管安置的位置

6. 操作注意事项

(1)～(3)同本章第一节腹腔镜左半肝切除术。

(4)护理操作：术中若使用无水乙醇浸泡囊腔时应提醒医生不可使用电设备，以免引燃。

(三)腹腔镜胆囊切除术

1. 适应证

(1)急、慢性胆囊炎。

(2)胆囊结石。

(3)胆囊息肉。

(4)胆囊肿瘤等。

2. 麻醉方式　气管插管全身麻醉。

3. 手术体位与手术室设置（图 7-7）
患者取仰卧位，术中调整至头高脚低，向
左侧倾斜 15°～30°。

4. 物品准备

（1）设备：腹腔镜系统、电外科设备、
超声刀。

（2）器械：常规开腹手术器械；腹腔
镜手术器械，包括 0° 或 30° 腹腔镜、穿刺
套管、气腹针、分离钳、分离剪、胆囊抓
钳、电凝钩、电凝棒、冲洗吸引器、施夹
器等。

（3）其他：除常规物品外，另需腹腔
镜纱条、标本袋。

5. 手术步骤与配合（表 7-3）

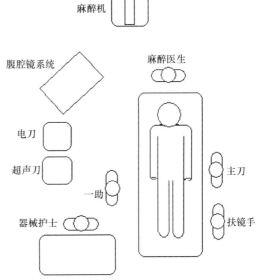

图 7-7 腹腔镜胆囊切除术手术体位及手术室设置

表 7-3 腹腔镜胆囊切除术手术步骤与配合

手术步骤	手术配合
（1）消毒皮肤，铺手术单；连接设备	同本章第一节腹腔镜左半肝切除术
（2）建立气腹，安置套管（图 7-8）	
1）做第一穿刺点：脐孔内下缘或内上缘	置入 12mm 穿刺套管
2）第二穿刺点：上腹正中线剑突下 3cm 处	置入 5mm 穿刺套管
3）第三穿刺点：右锁骨中线肋缘下 2～3cm 处	置入 5mm 穿刺套管
（3）分离胆囊管及血管，显露胆囊三角；游离胆囊管及胆囊动脉；钳夹并切断胆囊管、胆囊动脉	递分离钳钳夹胆囊底部，递电凝钩进行分离、止血，递施夹器钳夹胆囊管、胆囊动脉，递分离剪剪断
（4）切除胆囊，处理胆囊床区	递电凝钩分离胆囊床，递小纱条或吸引器吸除液体和血液，电凝止血
（5）取出胆囊标本	递标本袋装胆囊，递胆囊抓钳钳夹胆囊从脐部切口取出
（6）彻底检查手术野，冲洗腹腔	递冲洗吸引器，连接生理盐水进行清洗
（7）清点用物，关闭切口	同本章第一节腹腔镜左半肝切除术

6. 操作注意事项

（1）设备操作：同本章第一节腹腔镜左半肝切除术。

（2）器械检查：同本章第一节腹腔镜左半肝切除术。

（3）手术体位：妥善固定患者，安置足档并于着力部位衬上缓冲减压垫，防止因手术
中体位改变导致患者移位。

（4）护理操作

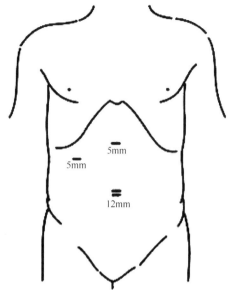

图 7-8　腹腔镜胆囊切除术套管安置的位置

2. 麻醉方式　气管插管全身麻醉。

3. 手术体位与手术室设置(图 7-9)　同本章第一节腹腔镜胆囊切除术。

4. 物品准备

(1)设备：腹腔镜系统、电外科设备、超声刀。

(2)器械：常规开腹手术器械；腹腔镜手术器械，包括 0°或 30°腹腔镜、穿刺套管、气腹针、分离钳、分离剪、电凝钩、持针器、冲洗吸引器等。

(3)其他：除常规物品外，另需腹腔镜纱条、蕈状引流管、4-0 可吸收缝线。

5. 手术步骤及配合(表 7-4)

1)传递和使用施夹器时，需配合镜下仔细观察，防止无意击发导致夹子滑脱。

2)取出胆囊标本时，使用专用标本袋盛装，防止胆汁溢出污染手术切口。

(四)腹腔镜胆囊造瘘术

1. 适应证

(1)坏死性胆囊炎、胆囊积脓或胆囊穿孔。

(2)胆石症病变严重伴有中毒性休克、败血症者。

(3)胆总管下段和乏特壶腹周围癌致胆管梗阻者。

(4)胆囊底或体部的外伤性破裂，而全身情况很差者。

表 7-4　腹腔镜胆囊造瘘术手术步骤与配合

手术步骤	手术配合
(1)消毒皮肤，铺手术单；连接设备	同本章第一节腹腔镜胆囊切除术
(2)建立气腹，安置套管(图 7-10)	
1)第一穿刺点：脐孔内下缘或内上缘	置入 12mm 穿刺套管
2)第二穿刺点：上腹正中线剑突下 3cm 处	置入 5mm 穿刺套管
3)第三穿刺点：右锁骨中线肋缘下 2～3cm 处	置入 5mm 穿刺套管
4)第四穿刺点：右肋缘下腋前线肋缘下	置入 5mm 穿刺套管
(3)分离胆囊周围粘连处，显露胆囊	递电凝钩或超声刀分离粘连处，递小纱条或吸引器吸除液体和血液
(4)胆囊造瘘	递电凝钩于胆囊底做长 5～10mm 切口，递吸引器吸净胆汁；放置裁剪好的蕈状引流管于胆囊腔内，递持针器、打结器，4-0 可吸收缝线间断缝合固定，经第三穿刺点引出蕈状引流管并递 9×28 角针 7 号丝线固定
(5)彻底检查手术野，冲洗腹腔；清点用物，关闭切口	同本章第一节腹腔镜胆囊切除术

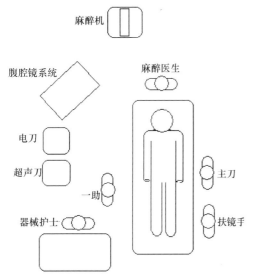

图 7-9 腹腔镜胆囊造瘘术手术体位及手术室设置

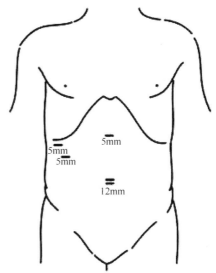

图 7-10 腹腔镜胆囊造瘘术套管安置的位置

6. 操作注意事项

(1)～(3)同本章第一节腹腔镜胆囊切除术。

(4)护理操作：接触过胆汁的器械应视为污染器械，不再使用；必须再次使用时，需用碘伏消毒。

(五)腹腔镜胆总管探查取石、T 管引流术

1. 适应证

(1)胆总管结石。

(2)胆管炎。

(3)胆总管下段梗阻。

(4)梗阻性黄疸。

(5)胆总管扩张，直径达 1cm 以上。

(6)胆道蛔虫病。

2. 麻醉方式　气管插管全身麻醉。

3. 手术体位与手术室设置(图 7-11)　同本章第一节腹腔镜胆囊切除术。

4. 物品准备

(1)设备：腹腔镜系统、电外科设备、超声刀。

(2)器械：常规开腹手术器械；腹腔镜手术器械，包括 0°或 30°腹腔镜、穿刺套管、气腹针、分离钳、分离剪、电凝钩、电凝棒、持针器、穿刺针、胆囊抓钳、冲洗吸引器、施夹器、胆管切开刀、取石钳、取石网、胆道镜等。

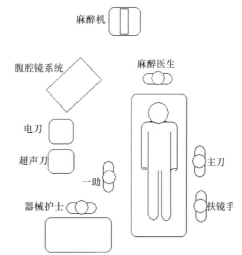

图 7-11 腹腔镜胆总管探查取石、T 管引流术手术体位及手术室设置

(3)其他：除常规物品外，另需腹腔镜纱条、标本袋、各型号"T"形引流管、腹腔引流管、3-0或4-0可吸收缝线。

5. 手术步骤与配合(表7-5)

表7-5 腹腔镜胆总管探查取石、T管引流术手术步骤与配合

手术步骤	手术配合
(1)消毒皮肤，铺手术单；连接设备	同本章第一节腹腔镜胆囊切除术
(2)建立气腹，安置套管(图7-12)	
1)第一穿刺点：脐孔下缘	置入12mm穿刺套管
2)第二穿刺点：上腹正中线剑突下3cm处	置入5mm穿刺套管
3)第三穿刺点：右锁骨中线肋缘下2～3cm处	置入5mm穿刺套管
(3)胆囊切除	同本章第一节腹腔镜胆囊切除术
(4)探查并切开胆总管	递电凝钩切开胆总管，穿刺针抽吸出胆汁确认胆总管。递胆管切开刀切开胆总管前壁，吸引器吸引溢出的胆汁
(5)取胆管内结石	递分离钳取出胆总管切口处结石，递胆道镜置入胆总管内，探查胆管近、远端，递取石网篮或取石钳，将结石取出胆管
(6)放置"T"形引流管并缝合胆总管切口	递"T"形引流管经胆总管切口放入胆总管中，递持针器、3-0或4-0可吸收缝线间断或连续缝合胆总管切口
(7)取出胆囊及结石	递胆囊抓钳，钳夹装好胆囊的标本袋从脐部切口取出
(8)冲洗腹腔，放置腹腔引流管	递冲洗吸引器进行冲洗，放置腹腔引流管
(9)清点用物，关闭切口	同本章第一节腹腔镜胆囊切除术

6. 操作注意事项

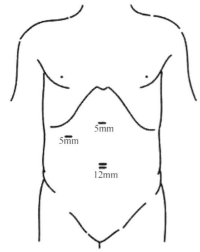

图7-12 腹腔镜胆总管探查取石、T管引流术套管安置的位置

(1)～(3)同本章第一节腹腔镜胆囊切除术。

(4)护理操作：胆道镜使用操作要求，即操作过程中，向胆道内持续滴注生理盐水，使用距离地面2m、距手术台5.8～7.8kPa水柱的压力灌注，以充盈胆管腔，保持视野清晰。

第二节 胰腺手术

一、应用解剖

胰腺为一柔韧分叶状狭长腺体，是人体仅次于肝脏的第二大消化腺及重要的内分泌腺，可分为头、颈、体、尾四个部分。胰头嵌入十二指肠

的C形凹陷内，胰腺右端膨大并向下形成钩突，于钩突和胰头有肠系膜上动、静脉经过，稍向下略有变细的部分为胰颈，向左逐渐变狭窄形成胰尾向左上方抵达脾门；胰腺颈、尾之间的部分为胰体部，其间无明显界线。位于脊柱中线右侧为胰头和胰颈，两者以十二指肠上曲到肠系膜上动脉的连线为界；胰体较固定而胰尾各面均有腹膜覆盖，故可翻动（图7-13）。

胰管位于胰实质内，接近胰的后面，与胰的长轴一致，从胰尾经胰体走向胰头，沿途接受许多小叶间导管，最后于十二指肠降部的壁内与胆总管汇合成肝胰壶腹，开口于胰十二指肠大乳头；在胰头的上部有一小管称副胰管收纳胰头前上部的胰液，开口于胰十二指肠小乳头。

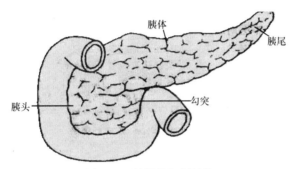

图7-13　胰腺的解剖结构

二、手术配合

（一）腹腔镜下远端胰腺次全切除术

1. 适应证

（1）胰腺体、尾部的良性肿瘤如：囊性腺瘤。

（2）假性囊肿。

（3）胰腺体、尾癌和低度恶性的胰腺内分泌肿瘤。

2. 麻醉方式　气管内全身麻醉。

3. 手术体位与手术室设置（图7-14）患者取仰卧位，术中调整体位至头高脚低，向右侧倾斜10°～15°。

4. 物品准备

（1）设备：腹腔镜系统、电外科设备、超声刀。

（2）器械：常规开腹手术器械；腹腔镜手术器械，包括0°或30°腹腔镜、穿刺套管、气腹针、分离钳、分离剪、电凝钩、无损伤抓钳、冲洗吸引器、切割闭合器、

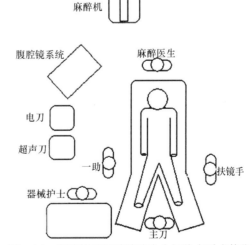

图7-14　腹腔镜下远端胰腺次全切除术手术体位及手术室设置

施夹器等。

(3)其他：除常规物品外，另需腹腔镜纱条、标本袋。

5. 手术步骤与配合(表 7-6)

表 7-6 腹腔镜下远端胰腺次全切除术手术步骤与配合

手术步骤	手术配合
(1)消毒皮肤，铺手术单，连接设备	同本章第一节腹腔镜左半肝切除术
(2)建立气腹，安置套管(图 7-15)	
1)做第一穿刺点：脐孔下缘	置入 12mm 穿刺套管
2)第二、三穿刺点：左、右腋前线肋缘下 2 cm 处	置入 5mm 或 10mm 穿刺套管
3)第四、五穿刺点：左侧、右侧腹直肌外缘脐上 2 cm 水平	置入 5mm 穿刺套管
(3)探查腹腔	调整手术床位置为头高脚低，向右侧倾斜 15°
(4)游离离断脾动脉	递分离钳、电凝钩，游离脾动脉起始部，用施夹器夹闭后超声刀离断
(5)离断胰腺	递超声刀、无损伤血管钳游离胰腺下缘，递切割闭合器于胰颈处离断胰腺
(6)处理脾静脉	递无损伤抓钳游离，施夹器夹闭超声刀离断脾静脉
(7)游离胰体尾	递分离钳提起胰腺远端，超声刀游离离断脾胃韧带、脾膈韧带、脾结肠韧带，完全游离脾脏
(8)取出胰腺标本	将胰腺标本装入标本袋中，递手术刀经左侧腹直肌延长 5cm 切口取出
(9)冲洗腹腔、放置引流管，排出腹腔内二氧化碳气体，拔出穿刺套管	彻底检查术野，于脾窝处放置双套管
(10)清点用物，关闭切口	同本章第一节腹腔镜左半肝切除术

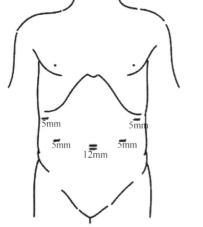

图 7-15 腹腔镜下远端胰腺次全切除术套管安置的位置

患者取平卧位，术中调整至头高脚低 10°～15°。

6. 操作注意事项

(1)～(4)同本章第一节腹腔镜左半肝切除术。

(二)腹腔镜胰腺坏死组织清除引流术

1. 适应证

(1)急性重症胰腺炎合并坏死感染。

(2)急性重症胰腺炎合并坏死感染，经正规的非手术治疗超过 24 小时病情无好转者。

2. 麻醉方式 气管插管全身麻醉。

3. 手术体位与手术室设置(图 7-16)

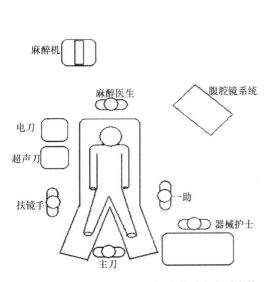
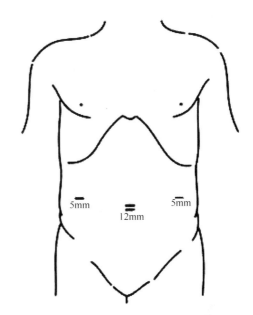

图 7-16　腹腔镜胰腺坏死组织清除引流术手术体
　　　　位及手术室设置

图 7-17　腹腔镜胰腺坏死组织清除引流术套管安
　　　　置的位置

4. 物品准备

（1）设备：腹腔镜系统、电外科设备、超声刀。

（2）器械：腹腔镜手术器械，包括 0°或 30°腹腔镜、穿刺套管、气腹针、分离钳、无损伤抓钳、分离剪、冲洗吸引器、施夹器等。

（3）其他：除常规物品外，另需腹腔镜纱条、标本袋。

5. 手术步骤与配合（表 7-7）

表 7-7　腹腔镜胰腺坏死组织清除引流术手术步骤与配合

手术步骤	手术配合
（1）消毒皮肤，铺手术单；连接设备	同本章第一节腹腔镜左半肝切除术
（2）建立气腹，安置套管（图 7-17）	
1）做第一穿刺点：脐下做一弧形切口	置入 12mm 穿刺套管
2）第二、三穿刺点：左、右侧腹直肌外缘脐上 2cm	置入 5mm 穿刺套管
（3）探查组织渗液、坏死情况	调整手术体位为头高脚低，利用重力使小肠向左下腹移位，便于显露胰腺
（4）清除胰腺周围渗出、坏死物	递分离钳提起大网膜，术者用超声刀分离切断大网膜，进入网膜囊，吸引器吸出渗液、坏死胰腺组织，已形成脓肿有间隔者，超声刀打通间隔，吸引器吸净脓液
（5）彻底检查手术野，冲洗腹腔	递冲洗吸引器，大量生理盐水冲洗至冲洗液澄清，脓肿者另需用双氧水冲洗
（6）放置引流管	四根双套管，分别置于胰腺上、胰腺下、小网膜囊、盆腔处
（7）排出腹腔内二氧化碳气体，拔出穿刺套管，缝合切口	同本章第一节腹腔镜左半肝切除术

6. 操作注意事项

(1)~(4)同本章第一节腹腔镜左半肝切除术。

第三节 脾 脏 手 术

一、应 用 解 剖

脾脏位于左季肋区后外方肋弓深处，与第 9~11 肋相对，长轴与第 10 肋一致。膈面与膈肌和左肋膈窦相邻，前方有胃，后方与左肾、左肾上腺毗邻，下端与结肠脾沟相邻。脾脏由脾动脉供血，脾动脉是腹腔动脉最大的分支，在接近脾门处分出胃网膜左动脉和数支胃短动脉。脾动脉在进入脾门前多先分为上、下两支，或上、中、下三支，再分为二级分支或三级分支进入脾门。根据脾动脉分支情况，可将脾脏划分为 2~3 个叶和上极段、下极段两个段。相邻脾段之间动静脉的吻合甚少，形成一个近乎无血管区的平面。脾动脉分支进入脾实质后为节段动脉，进而分为小梁动脉，最后形成终末动脉，故脾实质由内到外可划分为脾门区、中间区和周围区(图 7-18)。

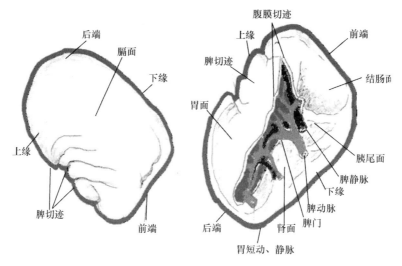

图 7-18 脾脏的解剖结构

二、手 术 配 合

(一)腹腔镜脾切除术

1. 适应证

(1)特发性或 HIV 相关的血小板减少性紫癜。

(2)血液病性溶血性贫血。

(3)脾囊肿。

(4)游走脾。

(5)外伤性脾破裂血压稳定或经处理后稳定者。

(6)脾肿瘤。

(7)淋巴瘤、白血病,腹腔镜门脉高压症断流术的附加手术。

2. 麻醉方式 气管插管全身麻醉。

3. 手术体位与手术室设置(图 7-19)患者取仰卧位,术中调整至头高脚低,向右侧倾斜 15°～30°。

4. 物品准备

(1)设备:腹腔镜系统电外科设备、超声刀。

(2)器械:常规开腹手术器械;腹腔镜手术器械,包括 0°或 30°腹腔镜、穿刺套管、气腹针、分离钳、分离剪、无损伤抓钳、冲洗吸引器、施夹器、切割闭合器等。

(3)其他:除常规物品外,另需腹腔镜纱条、标本袋。

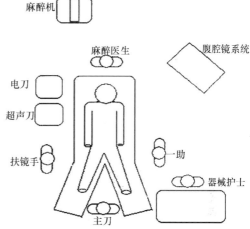

图 7-19 腹腔镜脾切除术手术体位及手术室设置

5. 手术步骤与配合(表 7-8)

表 7-8 腹腔镜脾切除术手术步骤与配合

手术步骤	手术配合
(1)消毒皮肤,铺手术单;连接设备	同本章第一节腹腔镜左半肝切除术
(2)建立气腹,安置套管(图 7-20)	
1)做第一穿刺点:脐孔左下缘	置入 12mm 穿刺套管
2)第二穿刺点:左腋前线和左锁骨中线肋缘下	置入 5mm 穿刺套管
3)第三穿刺点:剑突下左侧	置入 5mm 穿刺套管
(3)游离脾脏韧带,暴露脾蒂	递超声刀分离脾胃韧带,显露脾门,分离脾动脉,递施夹器结扎近、远端,递超声刀充分游离出脾脏
(4)处理脾蒂血管	递切割闭合器将脾蒂的主要血管一次性夹闭切断,或递施夹器分次夹闭血管后切断
(5)取出脾脏标本	递标本袋自主操作孔置入腹腔,递抓钳将游离的脾脏装入标本袋,将脾脏分成小块后自主操作孔取出
(6)彻底检查手术野,冲洗腹腔	递冲洗吸引器,连接生理盐水进行清洗
(7)放置引流管,排出腹腔内二氧化碳气体,拔出穿刺套管,清点用物,关闭切口	同本章第一节腹腔镜左半肝切除术

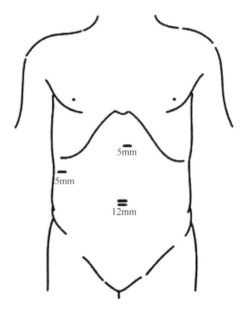

图 7-20　腹腔镜脾切除术套管安置的位置

6. 操作注意事项

(1)～(4)护理操作同本章第一节腹腔镜左半肝切除术。

参 考 文 献

黎介寿. 2010. 普通外科手术学. 第 2 版. 北京：科学技术文献出版社，967-975.

梁力建. 2013. 胆道外科手术学. 北京：人民军医出版社，43-72.

刘荣. 2013. 腹腔镜肝脏外科手术操作要领与技巧. 北京：人民卫生出版社，29-67.

王跃东，叶再元. 2012. 实用普通外科内镜手术学. 武汉：华中科技大学出版社，156-182.

魏革. 2014. 手术室护理学. 第 3 版. 北京：人民军医出版社.

徐达传. 2012. 局部解剖学. 第 2 版. 北京：高等教育出版社，179-187.

赵玉沛. 2013. 胰腺外科手术学. 北京：人民军医出版社，207-210.

第八章　妇科腹腔镜手术的护理配合

第一节　子　宫　手　术

一、应　用　解　剖

子宫：未孕子宫呈倒置梨形，壁厚腔小，壁由平滑肌组成，内面衬以黏膜，外面大部分被腹膜覆盖，子宫大小为 $(7\sim9)\,cm\times(4\sim5)\,cm\times(2\sim3)\,cm$。子宫分为三部分：子宫底，输卵管子宫口以上的部分；子宫颈，为下端较窄呈圆柱状的部分，由突入阴道的子宫颈阴道部和阴道以上的子宫颈阴道上部组成；子宫体，子宫底与子宫颈之间的部分。子宫与输卵管连接处称子宫角，子宫颈与子宫体之间的缩窄处称峡部。子宫体内的腔隙称子宫体腔；子宫颈内的腔称子宫颈管，其上端经宫颈内口与子宫体腔相通，下端经子宫外口与阴道相通。子宫内腔，从子宫外口到子宫底长 $6\sim7cm$；子宫体腔长约 4cm，最宽处为 $2.5\sim3.5cm$。

子宫位于小骨盆中部、膀胱与直肠之间，有前后两面、左右两缘，子宫外口位于坐骨棘之上。正常子宫呈前倾屈位，前倾是子宫与阴道之间形成一向前开放的角度，约为直角；前屈是子宫体与子宫颈向前开放的角度，为钝角。

子宫的血供由子宫动脉供应，静脉汇入子宫阴道静脉丛；神经由内脏神经支配，来自盆丛。

子宫借韧带、阴道、尿生殖膈和盆底肌保持正常位置。子宫阔韧带位于子宫两侧，由双层腹膜构成，左右各一，略呈四边形，它的作用是限制子宫向两侧移动。子宫圆韧带呈圆索状，由结缔组织和平滑肌纤维构成，它是维持子宫前倾的主要结构。子宫主韧带位于子宫阔韧带基底部，由结缔组织和平滑肌纤维构成，连于子宫颈与小骨盆侧壁，呈扇形，是维持子宫在坐骨棘平面以上不下垂的重要结构。子宫骶韧带由结缔组织和平滑肌纤维构成，起自子宫颈后面，该韧带有固定子宫颈、防止其前移及保持子宫前倾位的作用。耻骨子宫韧带由结缔组织构成，其作用是限制子宫后倾后屈(图 8-1)。

二、手　术　配　合

(一)腹腔镜子宫肌瘤切除术

1. 适应证

(1)需要生育的妇女，年龄 40 岁以下。

(2)生殖器功能正常、有生育可能者，放宽肌瘤剥除指征，可改善生育功能。

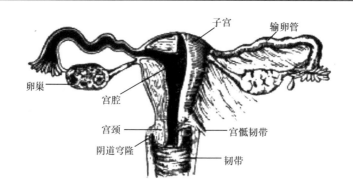

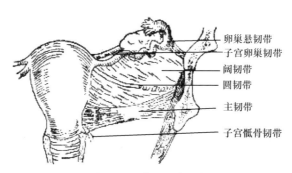

图 8-1　子宫及子宫韧带、附件

(3)多发性子宫肌瘤同样可行肌瘤切除。

(4)浆膜下子宫肌瘤、肌壁间肌瘤或阔韧带内肌瘤，且单个肌瘤直径≤10cm；如为肌壁间肌瘤，最好不超过 3 个，浆膜下肌瘤可不受肌瘤大小和数目的限制。

2. 麻醉方式　全身麻醉。

3. 手术体位与手术设置(图 8-2)　患者取膀胱截石位，术中调整至头低脚高位。

4. 物品准备

(1)设备：腹腔镜系统、电外科设备、动力粉碎系统。

(2)器械：妇科手术器械；腹腔镜手术器械，包括 0°或 30°腹腔镜、穿刺套管、气腹针、分离钳、分离剪、微齿抓钳、持针器、冲洗吸引器、双极电凝钳、单极电凝钩；动力粉碎器械等。

(3)其他：除常规物品外，另需无菌保护套、腹腔镜纱条、标本袋、16 号气囊导尿管、垂体后叶素、缩宫素注射液、3-0 和 4-0 可吸收线。

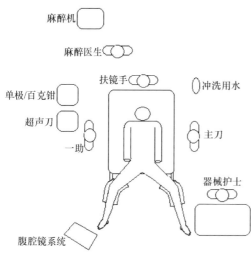

图 8-2　腹腔镜子宫肌瘤切除术手术体位及手术室设置

5. 手术步骤与配合(表 8-1)

表 8-1　腹腔镜子宫肌瘤切除手术步骤与配合

手术步骤	手术配合
(1)消毒皮肤，铺手术单	递海绵钳钳夹碘酊、酒精纱球消毒皮肤；按腹部及会阴部手术常规铺单进行
(2)连接设备	检查、连接、调节腹腔镜摄像系统、二氧化碳气腹系统及电外科设备，操作端妥善固定于手术台上
(3)举宫：气囊导尿管导尿，窥阴器扩开阴道，聚维酮碘纱球消毒宫颈及阴道，用宫颈钳夹住宫颈前唇，探针检查子宫位置、大小和深度，安放举宫器与宫颈钳相互固定	递窥阴器、聚维酮碘纱球、气囊导尿管及探针、举宫器、宫颈钳
(4)建立气腹，安置套管(图 8-3)	
1)做第一穿刺点：脐孔内下缘或内上缘	递酒精棉球消毒脐部，11 号手术刀切开，干纱布 1 块拭血；递巾钳 2 把提起腹壁，递气腹针，连接二氧化碳输出管；递 12mm 穿刺套置入，递观察镜插入腹腔，观察子宫、卵巢、输卵管及盆腔其他脏器。调整手术体位为头低脚高位
2)第二穿刺点：右下腹部"麦氏点"处	递 11 号手术刀切开，递 5mm 或 10mm 穿刺套管，在内镜监视下依次进行第二、三、四点穿刺
3)第三穿刺点：左下腹部"麦氏点"处	
4)第四穿刺点：耻骨联合上缘 2cm 处	
(5)在子宫上注射垂体后叶素或缩宫素，3~5 分钟后子宫开始收缩变白	递垂体后叶素 6U 或缩宫素 10U
(6)切开肌瘤包膜	递单极电凝钩切开肌瘤表面浆肌层深达瘤核，裸露白色肌瘤组织
(7)剔除瘤核，肌瘤剔除后先放于子宫直肠窝或右髂窝内，待粉碎后取出	根据肌瘤大小，递 5mm 或 10mm 的微齿抓钳钳夹瘤体，递单极电凝钩切断肌瘤与假包膜之间的组织，同时钳夹瘤体，将肌瘤剔除
(8)若肌壁间肌瘤突向宫腔，或肌瘤变性、坏死发生粘连，进行肌瘤剔除时可能穿破宫腔，则需先检查破裂口是否完整，并剪去露出的内膜组织，缝合内膜基底层	递弯分离剪去露出的内膜组织，递 3-0 可吸收线"8"字缝合内膜基底层
(9)连接动力粉碎器马达于主机，开启动力马达开关，将肌瘤全部粉碎并取出	取出左下腹"麦氏点"处穿刺套管，递 11 号刀片延长次操作孔切口，根据肌瘤大小递肌瘤粉碎器内的 15mm 或 20mm 穿刺套管，在穿刺套管内放置悬切刀管，递大抓钳钳夹肌瘤

续表

手术步骤	手术配合
(10)彻底检查手术野,冲洗腹腔	递冲洗吸引器,连接生理盐水进行清洗,创面彻底止血
(11)排出腹腔内二氧化碳气体,拔出穿刺套管	手术床复位,撤除腹腔镜器械
(12)清点用物,关闭切口	清点手术用物,递酒精棉球消毒切口,递有齿镊、4-0可吸收线依次缝合,敷料覆盖切口

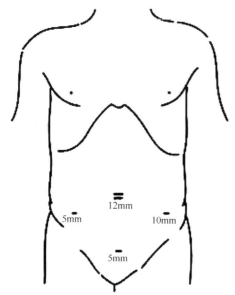

图 8-3 腹腔镜子宫肌瘤切除术套管安置的位置

6. 操作注意事项

(1)设备操作:①手术开始前开机检查设备状态:摄像系统图像是否清晰,摄像手柄光圈是否清洁无污渍;光源灯泡是否处于有效寿命时间内,并适当调整亮度;调试二氧化碳气腹机压力,成人 12～14mmHg,小儿建议 8～12mmHg,应避免较大幅度的气腹压变化。②手术中密切观察设备使用情况:二氧化碳气腹机流量是否正常,压力有无异常变化,根据手术进程及时调整光源亮度,防止因长时间使用而灼烧患者。③手术后收整设备及相关配件,光纤和各种导线环绕直径要大于 15cm,防止曲折。

(2)器械检查:内镜手术器械的完整性、带电凝器械前端绝缘层有无破损裸露、建立气腹前检查气腹针是否通畅。

(3)手术体位:妇科腹腔镜手术一般均采取膀胱结石位,具体操作方法:挂腿架高度约手术床水平,挂腿架与手术床角度为 15°～30°,两膝之间距离约 30cm,两腿夹角约 120°。在摆放体位时,应避免上挂腿架而造成患者双下肢过度外展及腘神经、腓总神经损伤。患者臀部应超出手术床缘 2～3cm,安置肩托并于着力部位衬上缓冲减压垫,防止因手术中体位改变导致患者移位。

(4)护理操作

1)静脉通道建立在右上肢,托手板固定牢靠,上肢外展不超过 90°,并注意保暖。

2)因子宫肌瘤血运丰富,将肌瘤剔除后,需尽快将子宫缝合。器械护士应提前准备缝合针线,留取合适长度并用持针器夹持好,以免延误缝合而增加患者出血。

3)单极电凝钩切开子宫浆肌层和分离肌瘤时,产生大量的烟雾,要及时排除烟雾。

4)避免影响术野暴露,巡回护士术前仔细检查电外科设备,器械护士正确连接双极电凝钳,确保术中安全使用。

5)在剔除子宫肌瘤前,遵医嘱给予缩宫素或垂体后叶素。若患者血压正常且没有高血压病史,在子宫肌层注射垂体后叶素 6U;若患者有高血压,则注射缩宫素 10U,并注意观察生命体征。

（二）腹腔镜下子宫切除术

1. 适应证

（1）有明显症状、出现月经改变及因肌瘤压迫引起的疼痛或尿潴留等。

（2）肌瘤超过妊娠 3 个月大小。

（3）肌瘤生长迅速、有恶变可能。

（4）子宫颈肌瘤。

（5）带蒂肌瘤扭转或发生感染。

（6）黏膜下肌瘤。

（7）子宫内膜异位症病灶广泛或有粘连需切除子宫。

（8）子宫肌瘤合并子宫内膜良性病变或不典型增生。

（9）子宫肌瘤合并子宫颈良性病变或癌前病变，且年龄≥50 岁，或＜50 岁但不需保留生育和月经功能。

2. 麻醉方式　全身麻醉。

3. 手术体位与手术设置（图 8-4）　患者取膀胱截石位，术中调整至头低脚高位。

4. 物品准备

（1）设备：腹腔镜系统、电外科设备、超声刀。

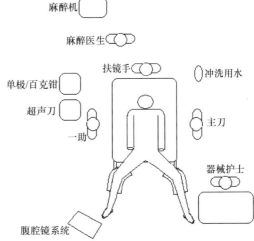

图 8-4　腹腔镜下子宫切除术手术体位及手术室设置

（2）器械：妇科手术器械；腹腔镜手术器械，包括 0°或 30°腹腔镜、穿刺套管、气腹针、分离钳、分离剪、微齿抓钳、持针器、冲洗吸引器、百克钳、双极电凝钳、单极电凝钩；举宫杯等。

（3）其他：除常规物品外，另需无菌保护套、腹腔镜纱条、16 号气囊导尿管、引流袋、2-0 和 4-0 可吸收线。

5. 手术步骤与配合（表 8-2）

表 8-2　腹腔镜下子宫切除术手术步骤与配合

手术步骤	手术配合
（1）消毒皮肤，铺手术单；连接设备，举宫	同本章第一节腹腔镜下子宫肌瘤切除术
（2）建立气腹，安置套管（图 8-5）	
1）做第一穿刺点：脐孔内下缘或内上缘	置入 12mm 穿刺套管
2）第二穿刺点：右下腹部"麦氏点"处	置入 5mm 穿刺套管
3）第三穿刺点：左下腹部"麦氏点"处	置入 10mm 穿刺套管
4）第四穿刺点：耻骨联合上缘 2cm 处	置入 5mm 穿刺套管
（3）离断附件：切断双侧圆韧带、输卵管峡部及卵巢固有韧带，近宫体处离断圆韧带；如不保留卵巢，则切断骨盆韧带	递百克钳切断附件
（4）分离膀胱宫颈间隙	递分离剪顺着同一方向剪开并提起膀胱腹膜反褶，切断宫颈间隙组织，递超声刀剪开阔韧带后叶腹膜达子宫骶骨韧带附着处，分离宫旁组织，充分暴露子宫血管

续表

手术步骤	手术配合
(5)处理子宫血管	递百克钳紧靠子宫体切断子宫血管
(6)离断子宫骶骨、主韧带	递百克钳紧靠宫颈切断子宫骶骨韧带和主韧带
(7)取出举宫器,根据子宫大小及位置,选择合适的举宫杯放入阴道穹隆	递相对应型号的举宫杯
(8)沿阴道穹隆部环形切断阴道壁,将切除的子宫退至阴道内防止腹腔内气体泄露而影响气腹空间,也可用自制球形手套放入阴道内防止腹腔内气体泄露;自阴道取出子宫	递电凝钩离断阴道穹隆和自制的球形手套放入阴道
(9)缝合阴道残端	巡回护士将手术床抬高并调整至水平位,使术者有足够的操作空间;递 2-0 可吸收线锁扣式缝合阴道残端
(10)彻底检查手术野,冲洗腹腔;排出腹腔内二氧化碳气体,拔出穿刺套管;清点用物,关闭切口	同本章第一节腹腔镜下子宫肌瘤切除术

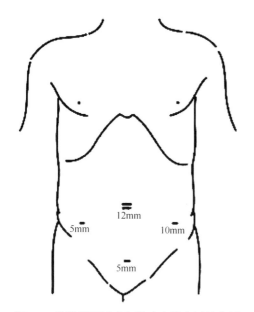

图 8-5 腹腔镜下子宫切除术套管安置的位置

6. 操作注意事项

(1)～(3)同本章第一节腹腔镜下子宫肌瘤切除术。

(4)护理操作

1)器械护士正确连接并安置超声刀,使用过程中,不时将刀头放入盐水中慢档激发,以清洁刀头。

2)器械护士术中注意遵守无菌技术操作原则,将腹部腔镜器械和会阴部手术器械及用物分开放置。

3)术者在安放举宫杯后再进行腹腔镜操作时,应更换手套,注意遵守无菌操作原则。

(三)腹腔镜下次全子宫切除术

1. 适应证

(1)多发性子宫肌瘤需行子宫切除而要保留子宫颈者。

(2)因其他疾病需切除子宫体而保留子宫颈者。

(3)子宫腺肌瘤须行子宫切除而坚决要求保留宫颈者。

2. 麻醉方式 全身麻醉。

3. 手术体位与手术设置(图 8-6) 患者取膀胱截石位,术中调整至头低脚高位。

4. 物品准备

(1)设备:腹腔镜系统、电外科设备。

(2)器械：妇科手术器械；腹腔镜手术器械，包括0°或30°腹腔镜、穿刺套管、气腹针、分离钳、分离剪、微齿抓钳、持针器、冲洗吸引器、双极电凝钳、单极电凝钩；举宫杯等。

(3)其他：除常规物品外，另需无菌保护套、腹腔镜纱条、百克钳、16号气囊导尿管、引流袋、4-0和0号可吸收线。

5. 手术步骤与配合（表8-3）

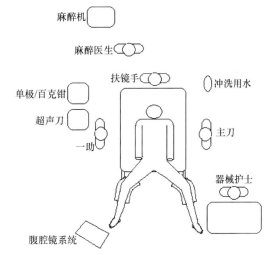

图8-6 腹腔镜下次全子宫切除术手术体位及手术室设置

表8-3 腹腔镜下次全子宫切除术手术步骤与配合

手术步骤	手术配合
(1)消毒皮肤，铺手术单；连接设备，举宫	同本章第一节腹腔镜下子宫肌瘤切除术
(2)建立气腹，安置套管（图8-7）	
1)做第一穿刺点：脐孔内下缘或内上缘	置入12mm穿刺套管
2)第二穿刺点：右下腹部"麦氏点"处	置入5mm穿刺套管
3)第三穿刺点：左下腹部"麦氏点"处	置入10mm穿刺套管
4)第四穿刺点：耻骨联合上缘2cm处	置入5mm穿刺套管
(3)离断附件：切断双侧圆韧带、输卵管峡部及卵巢固有韧带	递百克钳切断附件
(4)经操作套管将套扎线圈套入暴露的子宫峡部及子宫动脉上行支处，将套扎线拉紧，再打两个方结	递0号可吸收线套扎子宫颈及血管
(5)切除子宫体，电凝切除子宫体后的子宫颈残端呈"柱状"	递单极电凝钩切开组织直至切除子宫体
(6)处理残端，防止子宫内膜脱落导致医源性子宫内膜异位症	递分离剪剪去残端剩余宫体组织，递双极电凝钳电凝宫颈残端子宫动脉和宫颈管残腔内膜
(7)彻底检查手术野，冲洗腹腔；排出腹腔内二氧化碳气体，拔出穿刺套管，关闭切口	同本章第一节腹腔镜下子宫肌瘤切除术

6. 操作注意事项

(1)～(3)同本章第一节腹腔镜下子宫肌瘤切除术。

(4)护理操作：器械护士应熟悉套扎线圈的制作方法。

(四)腹腔镜下广泛性子宫切除术加盆腔淋巴结清扫术

1. 适应证

(1)Ⅰb～Ⅱa期宫颈鳞状细胞癌患者，年轻患者可保留单侧或双侧卵巢。

（2）Ⅱb 期或病灶直径＞4cm 的Ⅰb 期患者，宜在辅助化疗或放疗后手术。

（3）患者无严重的内外科合并症，年龄无绝对界限，需根据全身情况能否耐受手术而定，肥胖患者根据术者经验及麻醉条件而定。

2. 麻醉方式 全身麻醉。

3. 手术体位与手术设置（图 8-8） 患者取膀胱截石位，术中调整至头低脚高位。

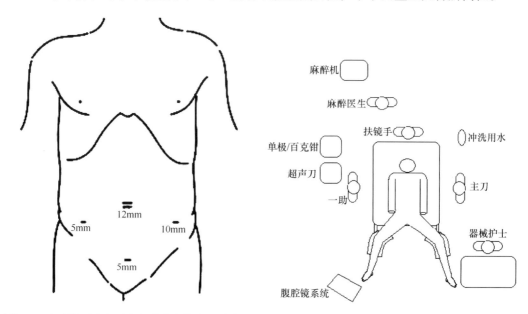

图 8-7 腹腔镜下次全子宫切除术套管安置的位置　图 8-8 腹腔镜下广泛性子宫切除术加盆腔淋巴结清扫术手术体位及手术室设置

4. 物品准备

（1）设备：腹腔镜系统、电外科设备、超声刀。

（2）器械：妇科手术器械；腹腔镜手术器械，包括 0°或 30°腹腔镜、穿刺套管、气腹针、分离钳、分离剪、微齿抓钳、持针器、冲洗吸引器、百克钳、双极电凝钳、单极电凝钩；举宫杯、巴克钳等。

（3）其他：除常规物品外，另需无菌保护套、腹腔镜纱条、16 号气囊导尿管、引流袋、记号笔、标本装载盒、2-0 和 4-0 可吸收线。

5. 手术步骤与配合（表 8-4）

表 8-4 腹腔镜下广泛性子宫切除术加盆腔淋巴结清扫术手术步骤与配合

手术步骤	手术配合
盆腔淋巴结清扫	**同本章第一节腹腔镜下子宫肌瘤切除术**
（1）消毒皮肤，铺手术单	
（2）连接设备，举宫	
（3）建立气腹，安置套管（图 8-9）	
1）做第一穿刺点：脐孔内下缘或内上缘	置入 12mm 穿刺套管
2）第二穿刺点：右下腹部"麦氏点"处	置入 5mm 穿刺套管

手术步骤	手术配合
3) 第三穿刺点：左下腹部"麦氏点"处	置入 10mm 穿刺套管
4) 第四穿刺点：耻骨联合上缘偏左 2cm 处	置入 5mm 穿刺套管
5) 第五穿刺点：耻骨联合上缘偏右 2cm 处	置入 5mm 穿刺套管
(4) 腹腔镜头置入后，探查腹腔，了解肝、胃、肠、大网膜等脏器有无转移灶，腹主动脉旁有无淋巴结肿大；探查盆腔，了解子宫大小、活动度、附件是否异常，盆腔有无粘连；抽吸盆腔冲洗液做快速病理学检查	递腹腔镜头探查腹腔，递注射器抽冲洗液做病理学检查
(5) 清扫右侧淋巴结	
1) 清扫髂总淋巴结	递分离钳、巴克钳、分离剪分离髂总动脉前与髂总淋巴结之间的组织，剪除淋巴结，遇小血管递双极电凝钳止血
2) 清扫髂外、髂内、闭孔淋巴结	递巴克钳牵拉髂外动脉，递超声刀剪除髂外动脉上的淋巴结及其组织，在靠近髂总动脉分叉处，递弯分离钳钳夹并剪除淋巴结及其组织
(6) 清扫左侧淋巴结	巡回护士调整手术床稍右倾，按照清扫右侧淋巴结的方法处理左边淋巴结。器械护士分别将切除的淋巴结放在标本装载盒内，并用标记笔做好标记
广泛性子宫切除	
(7) 离断骨盆漏斗韧带、圆韧带	递超声刀切断双侧骨盆漏斗韧带，剪开阔韧带前叶达圆韧带，靠近盆壁切断双侧圆韧带
(8) 提起靠近圆韧带的腹膜，切开膀胱腹膜反褶，钝性分离膀胱宫颈间隙，推开宫颈旁疏松组织和膀胱至宫颈外口 3~4cm，暴露膀胱子宫颈韧带	递分离钳、巴克钳、超声刀分离膀胱宫颈间隙，递双极电凝钳止血
(9) 在子宫骶骨韧带下 2cm 处切开直肠阴道反褶，钝性分离直肠阴道后壁间隙，推直肠达宫颈外口下 3~4cm	递超声刀和巴克钳分离直肠阴道间隙
(10) 充分暴露子宫血管，分离输尿管和子宫血管之间的间隙，并剪断	递超声刀、巴克钳打开血管"隧道"
(11) 分离直肠侧窝，在阴道直肠窝与直肠侧窝之间充分暴露子宫骶骨韧带并切断；同法分离膀胱侧窝充分暴露主韧带	递超声刀离断子宫骶、主韧带
(12) 将宫颈外口以下 3cm 处切断阴道旁组织，距宫颈外口 3cm 处环形切断阴道，从阴道取出子宫；根据术者习惯，可选择经阴道锁扣式缝合阴道残端，也可选择经腹腔镜下用可吸收线锁扣式缝合阴道残端	递电凝钩切除子宫，阴道残端缝合时递 2-0 可吸收线
(13) 彻底检查手术野，冲洗腹腔；排出腹腔内二氧化碳气体，拔出穿刺套管，关闭切口	同本章第一节腹腔镜下子宫肌瘤切除术

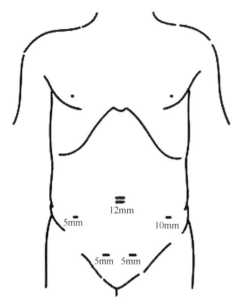

图 8-9 腹腔镜下广泛性子宫切除术加盆腔淋巴结清扫术套管安置的位置

6. 操作注意事项

(1)~(3)同本章第一节腹腔镜下子宫肌瘤切除术。

(4)护理操作

1)静脉通路建立在上肢，双上肢内收于患者身体两侧，妥善固定留置针和输液管道，以防脱落。

2)手术中使用设备较多，术前仔细检查，确保设备正常运行。

3)手术难度较大，时间较长，巡回护士和器械护士术前应熟悉手术解剖位置，手术步骤及配合技巧，熟练掌握各种手术器械的名称、用途及安装方法；术前要做好患者皮肤保护措施，术中要全神贯注，做到主动配合。

4)若留取盆腔冲洗液或腹水，需及时送检。

5)清扫淋巴时，巡回护士应调整手术床使手术侧稍高，以减少出血。

6)处理血管时，及时调节电刀功率至 20W 左右。

7)器械护士要将切下的淋巴结准确放置于标本装载盒的对应栏内，并用记号笔做好标记，避免混淆。

第二节 卵 巢 手 术

一、应 用 解 剖

卵巢呈扁椭圆形，在儿童期，其表面光滑，性成熟后由于排卵瘢痕的形成，表面凹凸不平，性成熟时卵巢为 3cm×2cm×1cm。卵巢位于髂内、外动脉分叉处的卵巢窝内。卵巢分为内、外两面，前、后两缘和上、下两端。前缘为系膜缘，借卵巢系膜连于阔韧带后叶前缘中部为卵巢门，有血管神经出入；后缘游离。上端以卵巢韧带(骨盆漏斗韧带)固定于小骨盆侧壁，此韧带为隆起的腹膜皱襞，内有卵巢动静脉及淋巴管和血管穿过；下端借卵巢固有韧带连于子宫角下方(图 8-10)。

卵巢的血供来自卵巢动脉和子宫动脉的卵巢支，两者在卵巢系膜内相互吻合；卵巢的神经由内脏神经支配，来自卵巢丛，含交感和副交感纤维。

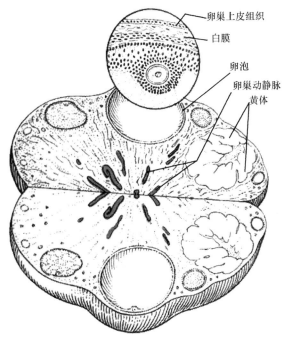

图 8-10　卵巢的解剖结构

二、手　术　配　合

(一) 腹腔镜下卵巢良性肿瘤剥除术

1. 适应证

(1) 持续存在超过 2～3 个月，直径≥5cm 的囊性为主的包块或附件区囊性包块。

(2) 炎症性包块经抗炎治疗不能消失。

(3) 严重的子宫内膜异位症。

(4) 影响卵巢功能的非恶性卵巢肿瘤。

(5) 治疗乳腺癌及其他雌性激素依赖性失调症的去势术。

(6) 绝经后的附件区包块。

(7) 有症状的附件区包块。

2. 麻醉方式　全身麻醉。

3. 手术体位与手术设置(图 8-11)　患者取膀胱截石位，术中调整至头低脚高位。

4. 物品准备

(1) 设备：腹腔镜系统、电外科设备。

(2) 器械：妇科手术器械；腹腔镜手术器械，包括 0°或 30°腹腔镜、穿刺套管、气腹针、分离钳、分离剪、微齿抓钳、持

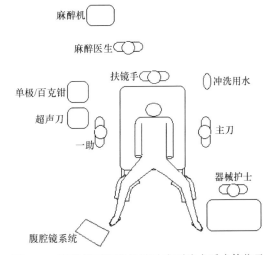

图 8-11　腹腔镜下卵巢良性肿瘤剥除术手术体位及手术室设置

针器、冲洗吸引器、双极电凝钳、单极电凝钩等。

(3)其他：除常规物品外，另需无菌保护套、腹腔镜纱条、标本袋、无菌手套(用于自制标本袋用)、16号气囊导尿管、引流袋、4-0可吸收线。

5. 手术步骤与配合(表 8-5)

表 8-5　腹腔镜下卵巢良性肿瘤剥除术手术步骤与配合

手术步骤	手术配合
(1)消毒皮肤，铺手术单	同本章第一节腹腔镜下子宫肌瘤切除术
(2)连接设备，举宫	
(3)建立气腹，安置套管(图 8-12)	
1)做第一穿刺点：脐孔内下缘或内上缘	置入 12mm 穿刺套管
2)第二穿刺点：右下腹部"麦氏点"处	置入 5mm 穿刺套管
3)第三穿刺点：左下腹部"麦氏点"处	置入 5mm 穿刺套管
4)第四穿刺点：耻骨联合上缘偏左 2cm 处	置入 10mm 穿刺套管
(4)剥离肿瘤	根据肿瘤性质不同使用不同器械
1)卵巢囊肿、畸胎瘤	递分离钳和微齿抓钳固定好肿瘤位置，递电凝钩切开卵巢包膜，递抓钳向外牵拉囊壁，递分离钳完整剥下肿瘤
2)巧克力囊肿、浆液性囊腺瘤	递 20ml 注射器先抽取囊内液体再剥离囊壁，剥离方法同上
(5)取出标本：根据肿瘤性质、大小和术者习惯，准备一次性标本袋或手套自制标本袋；将标本袋袋口从 10mm 操作孔提出腹壁外，助手固定标本袋边，在袋中吸取囊液	递分离钳将肿瘤置入标本袋内，递组织剪剪碎组织，弯血管钳取出肿瘤
(6)彻底检查手术野，冲洗腹腔；排出腹腔内二氧化碳气体，拔出穿刺套管，关闭切口	同本章第一节腹腔镜下子宫肌瘤切除术

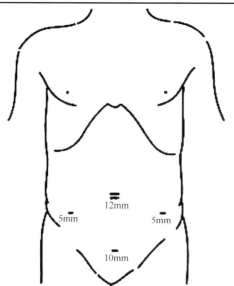

图 8-12　腹腔镜下卵巢良性肿瘤剥除术套管安置的位置

6. 操作注意事项

(1)～(3)同本章第一节腹腔镜下子宫肌瘤切除术。

(4)护理操作

1)若为畸胎瘤，抽吸管易被毛发、油脂堵塞，巡回护士应及时疏通各接口处。

2)器械护士应提前熟悉自制标本袋的制作方法：选择合适型号的无菌手套，剪掉 5 个手指部分，用 4 号丝线扎紧断端；标本袋取出后要仔细检查其完整性。

(二)腹腔镜下卵巢输卵管切除术

1. 适应证

(1)对侧卵巢正常的卵巢良性病变者，年龄超过 50 岁，附件区炎性包块导致腹痛，保守治疗无效者。

(2)绝经后妇女发现盆腔内良性包块者,无论大小,均应切除附件。

(3)雌激素依赖性肿瘤。

(4)炎性形成输卵管卵巢脓肿或囊肿,卵巢的正常结构已完全消失。

(5)有遗传性卵巢癌综合征家族史者,40岁后切除卵巢者可行附件切除。

2. 麻醉方式 全身麻醉。

3. 手术体位与手术设置(图 8-13)患者取膀胱截石位,术中调整至头低脚高位。

4. 物品准备

(1)设备:腹腔镜系统、电外科设备。

(2)器械:妇科手术器械;腹腔镜手术器械,包括 0°或 30°腹腔镜、穿刺套管、气腹针、分离钳、分离剪、微齿抓钳、持针器、冲洗吸引器、双极电凝钳、单极电凝钩等。

(3)其他:除常规物品外,另需无菌保护套、腹腔镜纱条、无菌手套(用于自制标本袋用)、16 号气囊导尿管、引流袋、4-0 可吸收线。

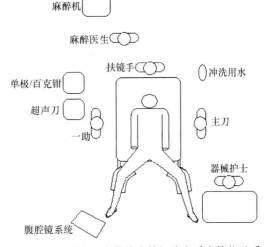

图 8-13 腹腔镜下卵巢输卵管切除术手术体位及手术室设置

5. 手术步骤与配合(表 8-6)

表 8-6 腹腔镜下卵巢输卵管切除术手术步骤与配合

手术步骤	手术配合
(1)消毒皮肤,铺手术单	同本章第一节腹腔镜下子宫肌瘤切除术
(2)连接设备,举宫	
(3)建立气腹,安置套管(图 8-14)	
1)做第一穿刺点:脐孔内下缘或内上缘	置入 12mm 穿刺套管
2)第二穿刺点:右下腹部"麦氏点"处	置入 5mm 穿刺套管
3)第三穿刺点:左下腹部"麦氏点"处	置入 5mm 穿刺套管
4)第四穿刺点:耻骨联合上缘偏左 2cm 处	置入 10mm 穿刺套管
(4)近卵巢门处钳夹牵拉骨盆漏斗韧带,充分暴露并离断骨盆漏斗韧带、输卵管峡部、卵巢固有韧带,切除附件	递分离钳、双极电凝钳离断骨盆漏斗韧带、输卵管峡部、卵巢固有韧带
(5)取出标本	若标本较小,递微齿抓钳取出;若标本较大,则使用标本袋取出
(6)彻底检查手术野,冲洗腹腔;排出腹腔内二氧化碳气体,拔出穿刺套管,关闭切口	同本章第一节腹腔镜下子宫肌瘤切除术

6. 操作注意事项

(1)~(3)同本章第一节腹腔镜下子宫肌瘤切除术。

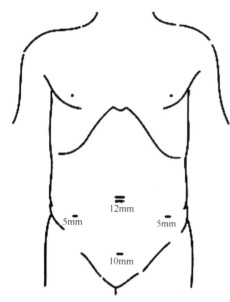

图 8-14　腹腔镜下卵巢输卵管切除术套管安置的位置

（4）护理操作：巡回护士术前仔细检查电外科设备，器械护士正确连接双极电凝钳，确保术中安全使用。

（三）腹腔镜下卵巢打孔术

1. 适应证
（1）确诊为多囊卵巢综合征、药物治疗无效者。

（2）有排卵障碍的不孕症，术中发现卵巢皮质厚，类似多囊卵巢变化者。

2. 麻醉方式　全身麻醉。

3. 手术体位与手术设置（图 8-15）　患者取膀胱截石位，术中调整至头低脚高位。

4. 物品准备
（1）设备：腹腔镜系统、电外科设备。

（2）器械：妇科手术器械；腹腔镜手术器械，包括 0°或 30°腹腔镜、穿刺套管、气腹针、分离钳、分离剪、微齿抓钳、持针器、冲洗吸引器、双极电凝钳、单极电凝钩等。

（3）其他：除常规物品外，另需无菌保护套、腹腔镜纱条、16 号气囊导尿管、引流袋、4-0 可吸收线。

5. 手术步骤与配合（表 8-7）

表 8-7　腹腔镜下卵巢打孔术手术步骤与配合

手术步骤	手术配合
（1）消毒皮肤，铺手术单	同本章第一节腹腔镜下子宫肌瘤切除术
（2）连接设备，举宫	
（3）建立气腹，安置套管（图 8-16）	
1）做第一穿刺点：脐孔内下缘或内上缘	置入 12mm 穿刺套管
2）第二穿刺点：右下腹部"麦氏点"处	置入 5mm 穿刺套管
3）第三穿刺点：左下腹部"麦氏点"处	置入 5mm 穿刺套管
4）第四穿刺点：耻骨联合上缘偏左 2cm 处	置入 10mm 穿刺套管
（4）打孔：穿透皮质 2～5mm 深，孔径 2～4mm，孔间距 1cm，创面电凝作用时间 1～2 秒；根据卵巢的大小决定打孔的数目，常规 4～8 个孔为宜	递分离钳暴露固定卵巢，单极电凝钩垂直于卵巢表面打孔
（5）术中连续冲洗卵巢降温	递冲洗吸引器，连接生理盐水进行冲洗，创面彻底止血
（6）彻底检查手术野，冲洗腹腔；排出腹腔内二氧化碳气体，拔出穿刺套管，关闭切口	同本章第一节腹腔镜下子宫肌瘤切除术

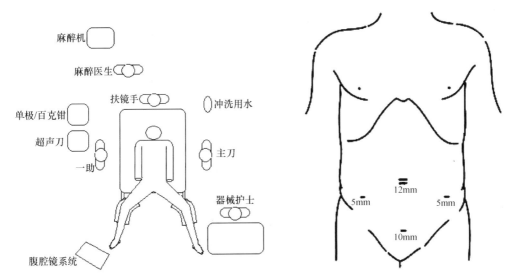

图 8-15　腹腔镜下卵巢打孔术手术体位及手术室设置　图 8-16　腹腔镜下卵巢打孔术套管安置的位置

6. 操作注意事项

(1)～(3)同本章第一节腹腔镜下子宫肌瘤切除术。

(4)护理操作：使用单极电凝钩打孔时，巡回护士要熟知卵巢打孔功率为 30W，每孔持续通电时间 5 秒。

(四)腹腔镜下巨大卵巢肿瘤切除术

1. 适应证

(1)超声检查、肿瘤标志物无迹象显示有恶性肿瘤可能。

(2)无乳腺、直肠及卵巢恶性肿瘤家族史。

(3)无急、慢性盆腔疾病。

(4)能耐受腹腔镜手术。

2. 麻醉方式　全身麻醉。

3. 手术体位与手术设置(图 8-17)　患者取膀胱截石位，术中调整至头低脚高位。

4. 物品准备

(1)设备：腹腔镜系统、电外科设备。

(2)器械：妇科手术器械；腹腔镜手术器械，包括 0°或 30°腹腔镜、穿刺套管、气腹针、分离钳、分离剪、微齿抓钳、持针器、冲洗吸引器、双极电凝钳、单极电凝钩等。

(3)其他：除常规物品外，另需无菌保护套、腹腔镜纱条、标本袋、16 号气囊导尿管、4-0 可吸收线引流袋。

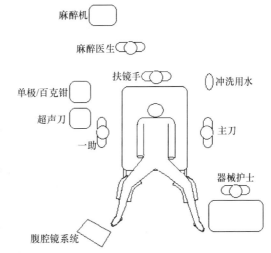

图 8-17　腹腔镜下巨大卵巢肿瘤切除术手术体位及手术室设置

5. 手术步骤与配合(表 8-8)

表 8-8　腹腔镜下巨大卵巢肿瘤切除术手术步骤与配合

手术步骤	手术配合
(1)消毒皮肤,铺手术单	同本章第一节腹腔镜下子宫肌瘤切除术
(2)连接设备,举宫,建立气腹	
(3)安置套管(图 8-18)	
1)做第一穿刺点:脐孔内下缘或内上缘	置入 12mm 穿刺套管
2)第二穿刺点:右下腹部"麦氏点"处	置入 5mm 穿刺套管
3)第三穿刺点:左下腹部"麦氏点"处	置入 5mm 穿刺套管
4)第四穿刺点:耻骨联合上缘偏左 2cm 处	置入 10mm 穿刺套管
(4)仔细观察卵巢囊肿大小、形态、表面情况、活动度及其周围组织关系。腹主动脉旁有无淋巴结肿大;探查盆腔,了解子宫大小、活动度、附件是否异常,盆腔有无粘连	递腹腔镜探查腹腔,递注射器抽吸盆腔冲洗液做快速病理学检查
(5)卵巢肿瘤减张,镜下进一步了解盆腔情况	递分离钳牵拉肿瘤,递单极电凝钩在肿瘤表面做一小切口,递冲洗吸引器直接插入囊肿内吸引囊内液;撤出冲洗吸引器,递分离钳夹闭囊肿切口
(6)肿瘤的放置及取出	递较大标本袋,分离钳将减张后准备切除的卵巢肿瘤组织提入其中,手术操作在标本袋中进行
(7)彻底检查手术野,冲洗腹腔,排出腹腔内二氧化碳气体,拔出穿刺套管,关闭切口	同本章第一节腹腔镜下子宫肌瘤切除术

6. 操作注意事项

(1)～(3)同本章第一节腹腔镜下子宫肌瘤切除术。

(4)护理操作:在做卵巢肿瘤减张时,一旦出现囊液外漏,巡回护士立即升高手术床头部,将囊液吸净,防止流入腹腔。

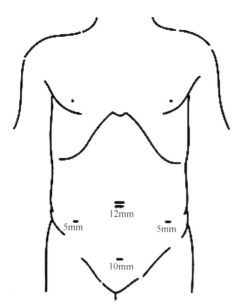

图 8-18　腹腔镜下巨大卵巢肿瘤切除术套管安置的位置

第三节　输卵管手术

一、应 用 解 剖

输卵管:位于子宫阔韧带上缘内,长 18～14cm,从子宫角向外延伸至小骨盆侧壁。输卵管由内向外侧分为四部:间质部,长约 1cm,穿行于子宫角的壁内,经输卵管子宫口与子宫腔相通；峡部，短而细，壁厚腔窄，该位置活动度小，为输卵管结扎的常用部位；壶腹部，占输卵管全长的2/3，膨大而弯曲；漏斗部，为输卵管外侧的膨大部分，形如漏斗，开口处称输卵管腹腔口，通向腹膜腔(图8-19)。

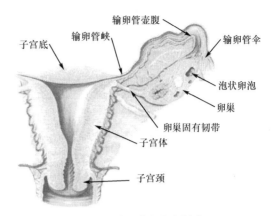

图8-19　输卵管的解剖结构

输卵管的血供来自子宫动脉和卵巢动脉的分支，静脉汇入子宫阴道静脉丛；神经由内脏神经支配，来自子宫阴道丛和卵巢丛。

二、手 术 配 合

(一)腹腔镜下输卵管妊娠物清除术

1. 适应证

(1)血β-hCG>2000U/ml，B超未发现宫腔内妊娠物。

(2)血β-hCG<2000U/ml，诊刮未见绒毛，而诊刮术后血β-hCG不下降，反而继续升高。

(3)输卵管妊娠没有破裂或破口较小者。

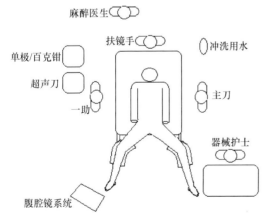

图8-20　腹腔镜下输卵管妊娠物清除术手术体位及手术室设置

(4)有再生育要求者。

2. 麻醉方式　全身麻醉。

3. 手术体位与手术设置(图 8-20)患者取膀胱截石位，术中调整至头低脚高位。

4. 物品准备

(1)设备：腹腔镜系统、电外科设备。

(2)器械：妇科手术器械；腹腔镜手术器械，包括 0°或 30°腹腔镜、穿刺套管、气腹针、分离钳、分离剪、微齿抓钳、持针器、冲洗吸引器、双极电凝钳、单极电凝钩等。

(3)其他：除常规物品外，另需无菌保护套、14～16号气囊导尿管、引流袋、垂体后叶素、甲氨蝶呤注射液、4-0可吸收线。

5. 手术步骤与配合(表 8-9)

表 8-9 腹腔镜下输卵管妊娠物清除术手术步骤与配合

手术步骤	手术配合
(1)消毒皮肤，铺手术单	同本章第一节腹腔镜下子宫肌瘤切除术
(2)连接设备，举官	
(3)建立气腹，安置套管(图 8-21)	
1)做第一穿刺点：脐孔内下缘或内上缘	置入 12mm 穿刺套管
2)第二穿刺点：右下腹部"麦氏点"处	置入 5mm 穿刺套管
3)第三穿刺点：左下腹部"麦氏点"处	置入 5mm 穿刺套管
4)第四穿刺点：耻骨联合上缘偏左 2cm 处	置入 10mm 穿刺套管
(4)若患者血压正常且没有高血压病史，为减少术中出血，用注射器在输卵管系膜处注射 6U 垂体后叶素，促使输卵管血管收缩	注射器抽吸垂体后叶素 6U 递予术者
(5)切开妊娠包块	递分离钳钳夹妊娠包块两端的浆膜组织，递单极电凝钩在妊娠包块最突出部分沿长轴纵行切开输卵管浆肌层
(6)取出妊娠物	递微齿抓钳完全清除妊娠物及血块
(7)创面止血	递双极电凝钳行创面止血
(8)为预防绒毛残留，在输卵管切口处注射甲氨蝶呤注射液，注射时应先回抽，避免注入血管	递甲氨蝶呤注射液 10~50mg
(9)彻底检查手术野，冲洗腹腔，排出腹腔内二氧化碳气体，拔出穿刺套管，关闭切口	同本章第一节腹腔镜下子宫肌瘤切除术

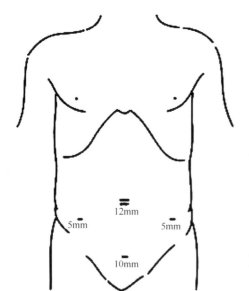

图 8-21 腹腔镜下输卵管妊娠物清除术套管安置的位置

6. 操作注意事项

(1)～(3)同本章第一节腹腔镜下子宫肌瘤切除术。

(4)护理操作

1)腹腔内出血较多时，适当将光源亮度调高，因为血红蛋白的吸光性可能使术野变暗。

2)注射垂体后叶素前后应注意观察患者血压变化。

(二)腹腔镜下输卵管切除术

1. 适应证

(1)经血β-hCG、B 超检查确诊为输卵管妊娠者。

(2)输卵管妊娠破裂口较大、出血量多且无法修补者。

(3)输卵管间质部妊娠者。

(4)保守性手术无法止血者。

2. 麻醉方式 全身麻醉。

3. 手术体位与手术设置(图 8-22)患者取膀胱截石位，术中调整至头低脚高位。

4. 物品准备

(1)设备：腹腔镜系统、电外科设备。

(2)器械：妇科手术器械；腹腔镜手术器械，包括 0°或 30°腹腔镜、穿刺套管、气腹针、分离钳、分离剪、微齿抓钳、持针器、冲洗吸引器、双极电凝钳、单极电凝钩等。

(3)其他：除常规物品外，另需无菌保护套、16 号气囊导尿管、引流袋、标本袋、4-0 可吸收线。

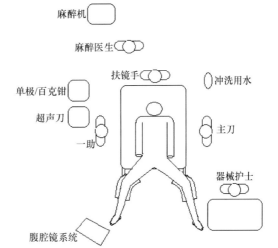

图 8-22 腹腔镜下输卵管切除术手术体位及手术室设置

5. 手术步骤与配合(表 8-10)

表 8-10 腹腔镜下输卵管切除术手术步骤与配合

手术步骤	手术配合
(1)消毒皮肤，铺手术单	同本章第一节腹腔镜下子宫肌瘤切除术
(2)连接设备，举宫	
(3)建立气腹，安置套管(图 8-23)	
1)做第一穿刺点：脐孔内下缘或内上缘	置入 12mm 穿刺套管
2)第二穿刺点：右下腹部"麦氏点"处	置入 5mm 穿刺套管
3)第三穿刺点：左下腹部"麦氏点"处	置入 5mm 穿刺套管
4)第四穿刺点：耻骨联合上缘偏左 2cm 处	置入 10mm 穿刺套管
(4)仔细探查盆腔病变、粘连程度及出血量，吸净盆腔血液，分离粘连组织，暴露妊娠输卵管	递冲洗吸引器吸净血液，递分离钳分离组织
(5)离断伞段系膜	递分离钳提起伞端，递弯分离剪剪断浆膜组织，游离伞端
(6)离断输卵管	递双极电凝钳电凝输卵管妊娠包块，递弯分离剪剪断
(7)离断系膜，取出标本	递分离剪剪断系膜；若标本较小，递微齿抓钳将标本取出，若标本较大，递标本袋将标本取出
(8)彻底检查手术野，冲洗腹腔，排出腹腔内二氧化碳气体，拔出穿刺套管，关闭切口	同本章第一节腹腔镜下子宫肌瘤切除术

6. 操作注意事项

(1)~(3)同本章第一节腹腔镜下子宫肌瘤切除术。

(4)护理操作：确保双极电凝功能完好，及时清除电极上的焦痂，以便止血。

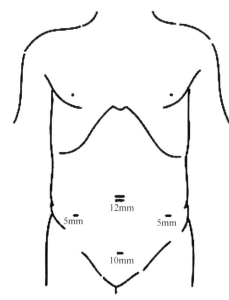

图 8-23 腹腔镜下输卵管切除术套管安置的位置

(三)腹腔镜下不孕症术

1. 适应证

(1)积水输卵管体积较小。

(2)输卵管通液检查提示阻力大、有倒流者。

(3)输卵管造影提示输卵管积液较多、伞端粘连、通而不畅、造影剂弥散不佳。

(4)输卵管壁及黏膜正常。

2. 麻醉方式 全身麻醉。

3. 手术体位与手术设置(图 8-24) 患者取膀胱截石位，术中调整至头低脚高位。

4. 物品准备

(1)设备：腹腔镜系统、电外科设备。

(2)器械：妇科手术器械；妇科腹腔镜器械，包括穿刺套管、气腹针、分离钳、分离剪、微齿抓钳、持针器、冲洗吸引器、双极电凝钳、单极电凝钩、巴克钳等。

(3)其他：除常规物品外，另需无菌保护套、16 号气囊导尿管、引流袋、通水管、亚甲蓝注射液、3-0 和 4-0 可吸收线。

5. 手术步骤与配合(表 8-11)

表 8-11 腹腔镜下不孕症术手术步骤与配合

手术步骤	手术配合
(1)消毒皮肤，铺手术单	同本章第一节腹腔镜下子宫肌瘤切除术
(2)连接设备，举宫	
(3)建立气腹，安置套管(图 8-25)	
1)做第一穿刺点：脐孔内下缘或内上缘	置入 12mm 穿刺套管
2)第二穿刺点：右下腹部"麦氏点"处	置入 5mm 穿刺套管
3)第三穿刺点：左下腹部"麦氏点"处	置入 5mm 穿刺套管
4)第四穿刺点：耻骨联合上缘偏左 2cm 处	置入 10mm 穿刺套管
(4)仔细探查盆腔病变、粘连程度，分离粘连组织，暴露输卵管伞端，游离附件	递单极电凝钩、分离剪分离粘连组织
(5)输卵管通液：用 20ml 注射器抽取亚甲蓝稀释液，通过双腔造影管注入宫腔	递亚甲蓝稀释液
(6)输卵管伞端造口	递巴克钳固定伞端两侧，递分离剪剪开伞端开口部位组织，递 3-0 可吸收线将输卵管黏膜近 1/3 处缝合在浆膜层上
(7)彻底检查手术野，冲洗腹腔，排出腹腔内二氧化碳气体，拔出穿刺套管，关闭切口	同本章第一节腹腔镜下子宫肌瘤切除术

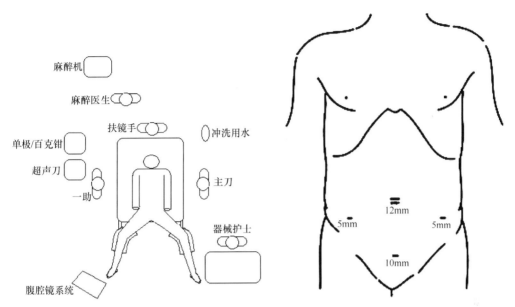

图 8-24　腹腔镜下不孕症术手术体位及手术室设置　　图 8-25　腹腔镜下不孕症术套管安置的位置

6. 操作注意事项

(1)～(3)同本章第一节腹腔镜下子宫肌瘤切除术。

(4)护理操作

1)准备好造影管和亚甲蓝稀释液。

2)在输卵管通液时，最好使用温盐水，防止冷刺激使输卵管痉挛而影响判断输卵管的通畅程度。

(四)腹腔镜、宫腔镜联合诊治术

1. 适应证

(1)女性不孕症的诊断和治疗。

(2)慢性盆腔痛的病因学检查与治疗。

(3)监护复杂的宫腔镜手术。

(4)宫腔与盆腔内占位病变的诊断与治疗。

2. 麻醉方式　全身麻醉。

3. 手术体位与手术设置(图 8-26)患者取膀胱截石位。腹腔镜术中体位调整至头低脚高位。

4. 物品准备

(1)设备：腹腔镜系统、宫腔镜设备、电外科设备。

(2)器械：妇科手术器械；腹腔镜手

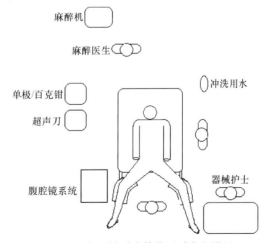

图 8-26　宫腔镜手术体位及手术室设置

术器械，包括 0°或 30°腹腔镜、宫腔镜、穿刺套管、气腹针、分离钳、分离剪、微齿抓钳、持针器、冲洗吸引器、双极电凝钳、单极电凝钩、巴克钳、宫颈扩张器等。

(3)其他：除常规物品外，另需无菌保护套、G-P 型切口膜、14～16 号气囊导尿管、引流袋、4-0 可吸收线、5%甘露醇注射液。

5. 手术步骤与配合(表 8-12)

表 8-12　腹腔镜、宫腔镜联合诊治术手术步骤与配合

手术步骤	手术配合
(1)消毒皮肤，铺手术单	同本章第一节腹腔镜下子宫肌瘤切除术
(2)连接设备	检查、连接、调节腹腔镜摄像系统、二氧化碳气腹系统及宫腔镜摄像头数据线、导光束、膨宫注水管、电外科设备，操作端妥善固定于手术台上
(3)腹腔镜下操作(图 8-27)	同本章第一节腹腔镜下子宫肌瘤切除术
(4)腹腔镜下探查盆腔、腹腔脏器，了解子宫形态、大小及发育情况、有无畸形，输卵管外观有无增粗、积水、粘连、闭锁，有无子宫肌瘤或卵巢囊肿存在，有无盆腔粘连、子宫内膜异位症病灶	递腹腔镜头探查盆腔
(5)金属导尿管导尿，窥阴器暴露宫颈，宫颈钳夹宫颈，探针探测宫腔深度和屈度，宫颈扩张器扩张宫颈；接通液体膨宫泵，设定宫腔压力，排空水管内空气，边向宫腔冲入膨宫液，边将宫腔镜插入宫腔	递金属导尿管、窥阴器、宫颈钳、探针；递宫颈扩张器(由小至大)扩张宫颈至大于镜体外鞘直径 0.5～1mm 为宜。连接 5%甘露醇注射液进行膨宫
(6)宫腔镜下观察宫腔形态，针对病情不同行治疗性操作	
(7)彻底检查手术野，冲洗腹腔，排出腹腔内二氧化碳气体，拔出穿刺套管，缝合切口	同本章第一节腹腔镜下子宫肌瘤切除术
(8)导尿	递气囊导尿管、20ml 注射器、引流袋

6. 操作注意事项

(1)设备操作：手术过程中，密切监视仪器的正常运转情况，根据需要调节膨宫压力，一般维持在 100mmHg 以下，以宫腔膨胀视野清晰为准，尤应注意容器内应有足够的灌流液，随时补充，不能使灌流液留空，以免发生空气栓塞。

(2)器械检查：器械护士应妥善放置宫腔镜、腹腔镜镜头和器械，防止掉落。

(3)手术体位：摆体位时根据实际情况，若腹腔镜仅作监视，腹腔镜下操作较少而主要是宫腔镜操作时，为便于术者操作，适当增加支腿架的高度和髋关节外展的角度。

(4)护理操作

1)行宫腔镜手术前，在患者会阴部粘贴好 G-P 型切口膜，保持臀部干燥，防止电

灼伤；同时以便收集术中流出的液体，准确记录术中宫腔灌注量和排出量，及时报告其差值。

2）手术者行宫腔镜操作后若需再行腹腔镜操作，则须更换手套。

（五）腹腔镜下乙状结肠代阴道术

1. 适应证

（1）18 岁以上有性生活要求的先天性无阴道的女性患者。

（2）男性假两性畸形要求整形的患者。

（3）无功能性子宫或有功能性子宫而不要求保留者。

2. 麻醉方式　全身麻醉。

3. 手术体位与手术设置（图8-28）　患者取改良膀胱截石位，术中调整至头低脚高位。

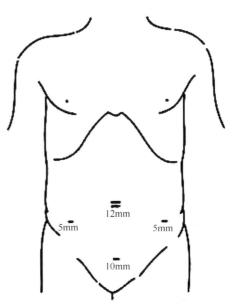

图 8-27　宫腔镜手术套管安置的位置

4. 物品准备

（1）设备：腹腔镜系统、电外科设备、超声刀。

（2）器械：妇科手术器械；腹腔镜手术器械，包括 0°或 30°腹腔镜、穿刺套管、气腹针、分离钳、分离剪、微齿抓钳、持针器、冲洗吸引器、双极电凝钳、单极电凝钩、巴克钳、肠钳、Hem-o-lck 钳、钛夹钳等。

（3）其他：除常规物品外，另需无菌保护套，切口保护器，3-0 和 4-0 可吸收缝线，3-0、4-0 和 0 号丝线，荷包线，16 号气囊导尿管，粗胶管，引流袋，腹腔镜纱条，凡士林纱条，超声刀，腔镜直线切割闭合器和 2 个钉仓，圆形吻合器，钛夹，Hem-o-lck 夹若干，20cm 直尺。

5. 手术步骤与配合（表 8-13）

表 8-13　腹腔镜下乙状结肠代阴道术手术步骤与配合

手术步骤	手术配合
（1）消毒皮肤，铺手术单	同本章第一节腹腔镜下子宫肌瘤切除术
（2）连接设备，举宫	
（3）建立气腹，安置套管（图 8-29）	
1）做第一穿刺点：脐孔上缘	
①提起脐孔周围腹壁组织，插入气腹针，建立二氧化碳气腹	递酒精棉球再次消毒脐孔，用 11 号刀片在脐孔上缘做一横切口，长约 10mm，递小弯钳 1 把、干纱布 1 块拭血；递 2 把布巾钳提起腹壁，用气腹针垂直或 45°角穿刺入腹腔
②置入套管，经套管插入腹腔镜，观察腹腔情况	递 12mm 穿刺套管置入，递腹腔镜头插入腹腔，全面观察盆腔情况及乙状结肠的长度

续表

手术步骤	手术配合
2）第二穿刺点：左下腹部"麦氏点"处	递 11 号手术刀切开，递 5mm 穿刺套管，在内镜监视下依次进行第二、三、四点穿刺
3）第三穿刺点：耻骨联合上缘 2cm 处	
4）第四穿刺点：脐右下方腹直肌外缘	
（4）乙状结肠的游离和远端处理：助手用无损伤肠钳提住乙状结肠，术者用超声刀游离腹膜、乙状结肠系膜，使降、乙结肠两侧的游离平面相互贯通，并向头侧到达降结肠中段	递肠钳和超声刀
（5）乙状结肠的切断：用 15cm 长丝线量取预移植乙状结肠长度，两端用 Hem-o-lok 夹标记。用直线闭合器闭合并切断移植段乙状结肠两端肠管	递量好的 0 号丝线、Hem-o-lok 夹和腔镜直线性切割闭合器
（6）乙状结肠的近端处理：于耻骨联合上 3cm 处横行切开皮肤，长约 4cm，进入腹腔，用切口保护器保护切口全层，将近侧肠管取出，用荷包钳做肠壁荷包缝合，酒精擦拭近侧肠腔，将 32mm 管型吻合器的抵钉座塞入肠腔，收紧荷包线并打结。缝闭腹腔，重建气腹	递酒精棉球消毒皮肤，20 号手术刀切开，小弯钳 2 把、干纱布 2 块拭血，递切口保护器、酒精棉球擦拭肠腔，管型吻合器、荷包线
（7）乙状结肠的端端吻合：充分扩肛后用聚维酮碘从肛门洗净远端直肠腔，经肛门插入腔内吻合器与抵钉座对合，击发并持续 30 秒进行吻合后退出	递聚维酮碘纱球消毒肛门，递吻合器进行吻合
（8）阴道造穴、乙状结肠阴道成形：于阴道和肛门之间切开皮肤，钝性分离阴道与直肠间隙，达子宫直肠陷凹腹膜，镜下直视切开腹膜，充分游离形成人工阴道洞穴。将两端闭合的移植肠段经人工阴道洞穴牵出，稍做游离远端结肠系膜和肠脂垂，切开远端闭合肠管，将肠管远端与皮肤黏膜间断缝合，形成人工阴道，盆腔留置粗胶管自左下腹穿刺孔穿出。用凡士林纱条充填人工阴道	递酒精棉球消毒皮肤，20 号手术刀切开，小弯钳 2 把、干纱布 2 块拭血；递 3-0 可吸收线间断缝合及粗胶管引流；递凡士林纱条填充人工阴道
（9）腹腔镜检查：腹腔镜下再次检查肠管吻合口血运情况、有无渗漏及出血、吻合口张力情况	递腹腔镜头探查腹腔
（10）彻底检查手术野，冲洗腹腔，排出腹腔内二氧化碳气体，拔出穿刺套管，清点用物，关闭切口	同本章第一节腹腔镜下子宫肌瘤切除术

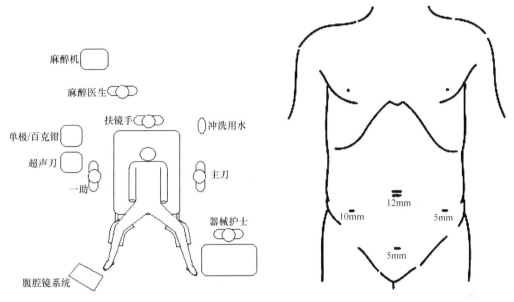

图 8-28　腹腔镜下乙状结肠代阴道术手术体位及　　图 8-29　腹腔镜下乙状结肠代阴道术套管安置的
　　　　　手术室设置　　　　　　　　　　　　　　　　　　　位置

6. 操作注意事项

(1)设备操作:同本章第一节腹腔镜下子宫肌瘤切除术。

(2)器械检查:器械护士应及时准备好 Hem-o-lok 夹及钛夹;检查闭合器和吻合器的性能,将其准备至待用状态。

(3)手术体位:改良后的膀胱截石位两腿的摆放高度不一样,右腿低,左腿高。因为手术医生站在患者的右侧,如果按照传统体位摆放高度,正好会影响医生的手术操作,所以就将患者右侧的腿放低 10cm;其余操作一样。在摆放体位时,应避免上挂腿架而造成患者双下肢过度外展及腘神经、腓总神经损伤。患者臀部应超出手术床缘 2~3cm;安置肩托并于着力部位衬上缓冲减压垫,防止因手术中体位改变导致患者移位。

(4)护理操作

1)巡回护士需密切观察手术,随时调整手术台,术中腹腔镜下分离乙状结肠时需头低脚高位,以便手术者操作;冲洗腹腔时需头高脚低位。

2)乙状结肠吻合前,为减少污染,洗手护士准备好酒精棉球擦拭肠腔断端;吻合后,巡回护士拆开吻合器,检查切下的两侧肠断端呈连续的环管状,证明吻合良好。器械护士术中注意遵守无菌技术操作原则,将用于肠吻合的手术器械及用物分开放置。

(六)腹腔镜下腹膜代阴道术

1. 适应证　同腹腔镜下乙状结肠代阴道术。

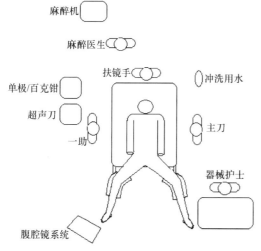

图 8-30 腹腔镜下腹膜代阴道术手术体位及手术室设置

2. 麻醉方式 全身麻醉。

3. 手术体位与手术设置（图 8-30）患者取改良膀胱截石位，术中调整至头低脚高位。

4. 物品准备

（1）设备：腹腔镜系统、电外科设备、超声刀。

（2）器械：妇科手术器械；腹腔镜手术器械，包括 0°或 30°腹腔镜、穿刺套管、气腹针、分离钳、弯分离剪、微齿抓钳、持针器、冲洗吸引器、双极电凝钳、单极电凝钩等。

（3）其他：除常规物品外，另需无菌保护套，3-0、4-0 和 0 号可吸收缝线，1-0 不可吸收缝线，3-0、2-0 和 0 号丝线，16 号气囊导尿管，引流袋，凡士林纱布。

5. 手术步骤与配合（表 8-14）

表 8-14 腹腔镜下腹膜代阴道术手术步骤与配合

手术步骤	手术配合
（1）消毒皮肤，铺手术单	同"腹腔镜下乙状结肠代阴道术"
（2）连接设备，举宫	
（3）建立气腹，安置套管（图 8-31）	
（4）探查盆腔，了解双侧附件及始基子宫情况和双侧始基子宫间索状带与直肠间盆腔腹膜松弛程度	递腹腔镜头检查盆腔
（5）阴道造穴：在腹腔镜监视下从外阴前庭正中，盆底腹膜外注入含肾上腺素 0.1mg 的生理盐水 200～300ml，直至腹膜变白变薄。刺破前庭黏膜，钝性分离间隙形成可容 2～3 指的隧道，直达盆底腹膜外，完成人工阴道隧道	递三角针、2-0 丝线牵引两侧阴唇，暴露阴道；递注射器和含肾上腺素 0.1mg 的生理盐水 200～300ml 注射腹膜；递 11 号刀刺破前庭黏膜，小弯钳 2 把、干纱布 2 块拭血
（6）腹膜阴道成形：中号阴道扩张器插入隧道至盆底，腹腔镜下单极电凝钩切开盆底腹膜；0 号可吸收线在切开腹膜的 3、6、9、12 点各缝一针；阴道术者将线引到外阴，弯钳固定；再用 3-0 可吸收线固定腹膜于阴道黏膜上	递中号阴道扩张器扩隧道；递单极电凝钩切开腹膜；递 0 号、3-0 可吸收线缝腹膜
（7）关闭盆底腹膜：1-0 不可吸收线在沿始基子宫、盆侧壁腹膜、直肠前壁行荷包缝合，关闭盆底腹膜，创建阴道穹隆。用凡士林纱布包裹一 20ml 注射器，放入阴道，缝合双侧阴唇	递 1-0 不可吸收线缝盆底腹膜；递凡士林纱布和 20ml 注射器放入阴道；递三角针、2-0 丝线缝合双侧阴唇

续表

手术步骤	手术配合
(8)彻底检查手术野,冲洗腹腔,排出腹腔内二氧化碳气体,拔出穿刺套管,清点用物,关闭切口	同"腹腔镜下乙状结肠代阴道术"

6. 操作注意事项

(1)~(4)同本章第三节腹腔镜下乙状结肠代阴道术。

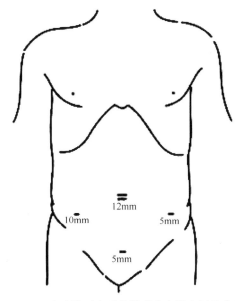

12mm

10mm   5mm

5mm

图 8-31 腹腔镜下腹膜代阴道术套管安置的位置

参 考 文 献

李广仪. 2009. 妇科腹腔镜操作手册. 北京:人民军医出版社.

王彦. 2011. 妇科微创手术操作与技巧. 北京:人民卫生出版社.

第九章　泌尿外科腹腔镜手术的护理配合

第一节　肾脏手术

一、应用解剖

　　肾脏为成对的扁豆状器官，位于腹膜后脊柱两侧，相当于 T_{12}～L_3 水平，由肾周筋膜及肾周脂肪囊包裹。肾上腺覆盖在肾脏的内上方。右肾上极前有肝右叶，内邻下腔静脉，前内侧为十二指肠降部，前下方为结肠肝曲。左肾前方为胃，前外方为脾，下极内侧有十二指肠空肠曲，前外方为结肠脾曲。肾脏长 10～12cm，宽 5～6cm，厚 3～4cm。

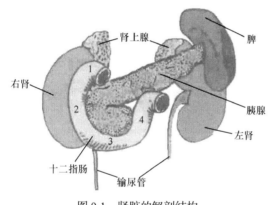

图 9-1　肾脏的解剖结构

　　肾的动脉由腹主动脉分出的肾动脉供应，肾动脉在进入肾门之前分出肾上腺下动脉及供应肾盂和输尿管上段的分支。右肾动脉走行于下腔静脉和肾静脉的后方，左肾动脉位于左肾静脉上后方。肾静脉汇成一至数条总干，回流入下腔静脉（图 9-1）。

　　肾上腺是成对的内分泌腺体，呈黄色，质脆，左右各一，位于腹膜后肾脏的内上方，为腹膜外位器官。右肾上腺为椎体形，位于右肾上极的前内侧，其前内侧部贴于下腔静脉的后面，外侧部与肝右叶和十二指肠上部相邻，后面与膈相贴。左肾上腺呈半月形，位于左肾的上内侧，与肾血管相邻，前上部与胃后壁相隔，下部与脾血管相接，后贴于膈。

　　肾上腺血管非常丰富，肾上腺有上、中、下 3 组动脉供血，分别来自膈下动脉、腹主动脉、肾动脉，分布于肾上腺的上、中、下部。右肾上腺静脉较短，汇入下腔静脉；左肾上腺静脉与左膈下静脉会合，汇入左肾静脉（图 9-2）。

二、手术配合

（一）后腹腔镜肾切除术

1. 适应证
（1）局限性肾癌 T1、T2，无明确肾肿瘤转移者。

（2）早期最好选择肿瘤直径＜5cm。

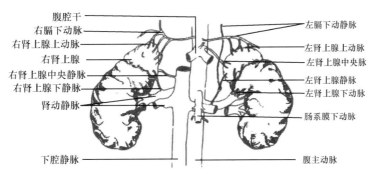

图 9-2　肾上腺的解剖和血管毗邻关系结构

2. 麻醉方式　气管插管全身麻醉。

3. 手术体位与手术室设置（图 9-3）　升桥侧卧位。

4. 物品准备

（1）设备：腹腔镜系统、电外科设备、超声刀。

（2）器械：常规开腹手术器械；腹腔镜手术器械，包括30°腹腔镜、穿刺套管、分离钳、直角钳、分离剪、双极电凝钳、冲洗吸引器、施夹器等。

（3）其他：除常规物品外，另需自制扩张球囊、标本袋。

5. 手术步骤及配合（表 9-1）

表 9-1　后腹腔镜肾切除术手术步骤与配合

手术步骤	手术配合
（1）消毒皮肤，铺手术单	递海绵钳钳夹碘酊、酒精纱球消毒皮肤，按侧卧位腹部手术常规铺单
（2）连接设备	检查、连接、调节腹腔镜摄像系统、二氧化碳气腹系统及超声刀、电外科设备，操作端妥善固定于手术台上
（3）安置套管，建立操作空间（图 9-4）	
1）做第一穿刺点：第12肋尖腋后线处	递酒精棉球消毒皮肤，11号手术刀切开，小弯钳1把、干纱布1块拭血；递弯钳、用示指钝性分离至腹膜后间隙；递自制扩张球囊注水或注气 600～800ml，弯钳夹闭球囊管，3～5分钟后排水或排气取出球囊；置入 12mm 穿刺套管
2）第二穿刺点：腋前线肋缘下2cm处	递11号手术刀切开，递5mm穿刺套管；依次进行第二、三点穿刺。影响暴露时可在第二、第三穿刺点连线之间做第四穿刺点，置入5mm穿刺套管
3）第三穿刺点：腋中线髂峰上2cm处	
（4）切开肾周筋膜	递分离钳、超声刀分离腹膜外脂肪，切开肾周筋膜和肾周脂肪
（5）游离肾脏	递吸引器、超声刀游离肾脏腹侧、背侧、下极、上极
（6）处理肾蒂、输尿管	递直角钳、超声刀游离肾动、静脉、输尿管，递施夹器夹闭肾动、静脉及输尿管，递分离剪剪断

续表

手术步骤	手术配合
(7)检查有无活动性出血	降低气腹压力,递双极电凝钳止血
(8)取出标本,放置引流管	将肾脏装入标本袋,递手术刀扩大皮肤切口,递弯钳和拉钩取出标本;递腹腔引流管放置切口旁引流
(9)排出腹腔内二氧化碳气体,拔出穿刺套管	手术床复位,撤除内镜器械
(10)清点用物,关闭切口	清点手术用物,递酒精纱球消毒切口皮肤,依次缝合切口,敷料覆盖伤口

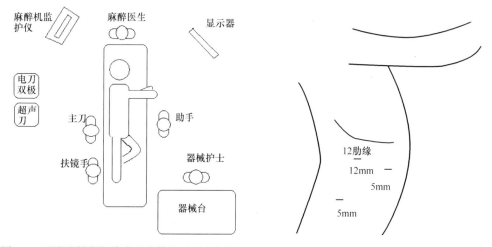

图 9-3　后腹腔镜肾切除术手术体位及手术室设置　　图 9-4　后腹腔镜肾切除术套管安置的位置

6. 操作注意事项

(1)设备操作:①手术开始前开机检查设备状态:摄像系统图像是否清晰,摄像手柄光圈是否清洁无污渍;光源灯泡是否处于有效寿命时间内,并适当调整亮度;调试二氧化碳气腹机压力,成人 12～14mmHg,小儿建议 8～12mmHg,应避免较大幅度的气腹压变化。②手术中密切观察设备使用情况:二氧化碳气腹机流量是否正常,压力有无异常变化,根据手术进程及时调整光源亮度,防止因长时间使用而灼烧患者。③手术后收整设备及相关配件,光纤和各种导线环绕直径要＞15cm,防止曲折。

(2)器械检查:内镜手术器械的完整性,带电凝器械前端绝缘层有无破损裸露;超声刀头是否无缺损。

(3)手术体位:肾脏手术一般采取健侧卧位,升高腰桥。具体操作方法:患者呈 90°健侧卧位,脐部对准手术床腰桥区,腰桥上放置啫喱软垫。放置腋下垫(距腋窝 10cm),双手外展并固定于托手架上。升高腰桥至合适位置,固定架固定骨盆,上腿伸直,下腿屈曲,两膝及两腿之间夹一大软垫,大腿上 1/3 处用中单固定。确认手术体位正确,妥善固定患者,防止手术体位变换中滑动移位及术后麻醉苏醒期躁动不慎坠床的隐患,根据手术需要及时调整手术床。

(4)护理操作

1)静脉通道建立在健侧上肢，上肢外展不超过 90°，并注意保暖。骨突处放置啫喱软垫防止压疮。

2)扩张球囊注水时要计量，水囊从切口取出后应第一时间检查其完整性，如有破损应及时告知手术医生及台下护士，进行查找，找到破损部分需与缺损处确认是否吻合。

3)传递和使用施夹器时，需配合镜下仔细观察，防止无意击发导致夹子滑脱。

4)器械护士正确连接双极电凝钳，确保术中安全使用。使用电外科设备时产生大量的烟雾，要及时排除。

5)所有腔镜器械杆上都要涂抹石蜡油进行润滑，超声刀和双极电凝钳的头端也需涂抹减少结痂。

6)取标本时应注意无瘤操作，可用一次性或自制标本袋取标本，减少肿瘤细胞的种植。

7)关闭切口前放平腰桥，减小张力，利于缝合。

(二)后腹腔镜肾部分切除术

1. 适应证

(1)肾脏良性肿瘤。

(2)单侧肾脏恶性肿瘤，肿瘤直径<4cm。

(3)解剖性或功能性孤立肾肿瘤者。

(4)双侧肾肿瘤，肿瘤直径<4cm。

2. 麻醉方式 气管插管全身麻醉。

3. 手术体位与手术室设置(图 9-5) 升桥侧卧位。

4. 物品准备

(1)设备：腹腔镜系统、电外科设备、超声刀。

(2)器械：常规开腹手术器械；腹腔镜手术器械：包括 30°腹腔镜、穿刺套管、分离钳、直角钳、分离剪、持针器、冲洗吸引器、双极电凝钳、施夹器等。

(3)其他：除常规物品外，另需自制扩张球囊、标本袋、可吸收止血纱、血管夹、2-0 可吸收缝线。

5. 手术步骤与配合(表 9-2)

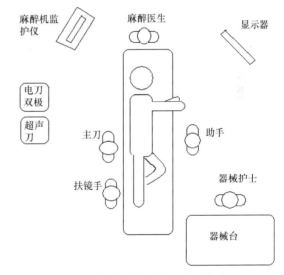

图 9-5 后腹腔镜肾部分切除术手术体位及手术室设置

表 9-2 后腹腔镜肾部分切除术手术步骤与配合

手术步骤	手术配合
(1)消毒皮肤，铺手术单；连接设备	同本章第一节后腹腔镜肾切除术
(2)建立腹膜后腔，安置套管(图 9-6)	
1)做第一穿刺点：第 12 肋尖腋后线处	置入 12mm 穿刺套管
2)第二穿刺点：腋前线肋缘下 2cm 处	置入 5mm 穿刺套管

续表

手术步骤	手术配合
3）第三穿刺点：腋中线髂嵴上2cm处	置入5mm穿刺套管
（3）游离肾周粘连，暴露瘤体	递分离钳、超声刀分离肾周筋膜及脂肪囊，显露瘤体和周围肾实质
（4）游离、阻断肾动脉	递超声刀分离肾门处脂肪组织，施夹器夹闭，递直角钳游离暴露肾动脉，递血管夹阻断肾动脉
（5）切除肾肿瘤	递超声刀切割病变肾实质
（6）止血，缝合肾脏创面	递双极电凝钳止血，递持针器、可吸收止血纱、2-0可吸收缝线缝合肾实质缺损处
（7）去除血管夹，检查缝合效果	去除血管夹，降低气腹压力，确认无活动性出血
（8）取出标本，放置引流	递标本袋将切除物取出，递腹腔引流管放置引流
（9）排出二氧化碳气体，拔出穿刺套管；清点用物，关闭切口	同本章第一节后腹腔镜肾切除术

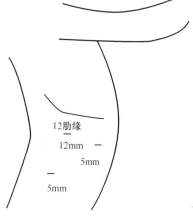

图9-6 后腹腔镜肾部分切除术套管安置的位置

（三）后腹腔镜肾囊肿去顶术

1. 适应证

（1）多发肾囊肿或多囊肾、囊肿直径>4cm、对肾实质及集合系统造成压迫、影响肾功能者。

（2）单发肾囊肿较大、有症状、对肾实质及集合系统造成压迫者。

2. 麻醉方式 气管插管全身麻醉。

3. 手术体位与手术室设置（图 9-7）升桥侧卧位。

6. 操作注意事项

（1）～（3）同本章第一节后腹腔镜肾切除术。

（4）护理操作

1）术中阻断肾动脉前，遵医嘱静脉快速滴注肌苷1～2g，保护肾脏功能。

2）准确记录阻断时间，及时提示手术医生。

3）密切观察患者血压变化，配合麻醉医生做好输液的管理。

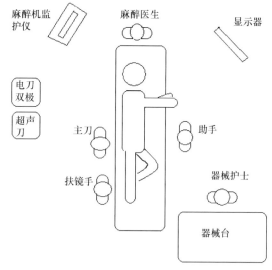

图9-7 后腹腔镜肾囊肿去顶术手术体位及手术室设置

4. 物品准备

(1)设备：腹腔镜系统、电外科设备、超声刀。

(2)器械：常规开腹手术器械；腹腔镜手术器械，包括0°或30°腹腔镜、穿刺套管、分离钳、分离剪、双极电凝钳、冲洗吸引器等。

(3)其他：除常规物品外，另需自制扩张球囊。

5. 手术步骤与配合(表9-3)

表9-3　后腹腔镜肾囊肿去顶术手术步骤与配合

手术步骤	手术配合
(1)消毒皮肤，铺手术单；连接设备	同本章第一节后腹腔镜肾切除术
(2)建立腹膜后腔，安置套管(图9-8)	
1)做第一穿刺点：第12肋尖腋后线处	置入12mm穿刺套管
2)第二穿刺点：腋前线肋缘下2cm处	置入5mm穿刺套管
3)第三穿刺点：腋中线髂嵴上2cm处	置入5mm穿刺套管
(3)显露肾囊肿	递分离钳，超声刀分离肾周筋膜和肾周脂肪囊到达肾脏，暴露肾囊肿
(4)囊肿去顶减压	递超声刀切开囊肿壁，伸入冲洗吸引器吸尽囊液，递剪刀切除囊壁，递双极钳止血
(5)取出囊肿壁	递分离钳取出标本
(6)检查术野，放置引流管	检查术野无活动性出血，递腹腔引流管放置引流
(7)排出二氧化碳气体，拔出穿刺套管；清点用物，关闭切口	同本章第一节后腹腔镜肾切除术

6. 操作注意事项

(1)~(3)同本章第一节后腹腔镜肾切除术。

(4)护理操作

1)如果肾囊肿的位置靠近肾盂，需在手术前安置输尿管导管，囊肿切除后通过导管内注射亚甲蓝稀释液，观察肾脏是否有漏液，如有可使用可吸收线缝合。

2)器械护士正确连接并安置超声刀，清洁刀头时，可将刀头置入生理盐水中慢档激发。

3)肾囊肿戳破囊液时，要保证吸引器通畅，必要时生理盐水冲洗，巡回护士遵医嘱调整手术床。

(四)后腹腔镜肾上腺肿瘤切除术

1. 适应证

(1)引起皮质醇增多症和原发性醛固酮增多症的肾上腺皮质增生性疾病和肾上腺皮质肿瘤。

(2)引起儿茶酚胺增多症的肾上腺髓质增生及肾上腺嗜铬细胞瘤。

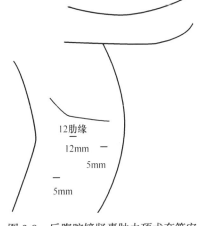

图9-8　后腹腔镜肾囊肿去顶术套管安置的位置

（3）无功能偶发瘤。

（4）局限于肾上腺恶性肿瘤（<6cm，无明显包膜或血管侵犯）及单一的肾上腺转移性肿瘤。

2. 麻醉方式 气管插管全身麻醉。

3. 手术体位与手术室设置（图9-9） 升桥侧卧位。

4. 物品准备

（1）设备：腹腔镜系统、电外科设备、超声刀。

（2）器械：常规开腹手术器械；腹腔镜手术器械，包括 30°腹腔镜、穿刺套管、分离钳、分离剪、双极电凝钳、冲洗吸引器、施夹器等。

（3）其他：除常规物品外，另需自制扩张球囊、标本袋。

5. 手术步骤与配合（表9-4）

6. 操作注意事项

（1）～（3）同本章第一节后腹腔镜肾切除术。

（4）护理操作

1）保持输液通畅，至少准备 2～3 条静脉通道。

2）密切关注手术进程和血压变化，同时备好急救药品和物品，如硝普钠、

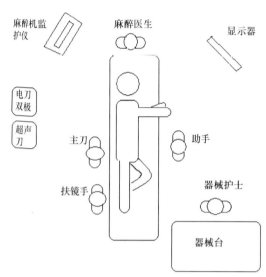

图9-9 后腹腔镜肾上腺肿瘤切除术手术体位及手术室设置

多巴胺、氢化可的松等药物。

3）分离和结扎肾上腺血管时要注意关注术野，准备好各种型号的施夹器，及时准确传递给术者。

表9-4 后腹腔镜肾上腺肿瘤切除术手术步骤与配合

手术步骤	手术配合
（1）消毒皮肤，铺手术单；连接设备	同本章第一节后腹腔镜肾切除术
（2）建立腹膜后腔，安置套管（图9-10）	
1）做第一穿刺点：第 12 肋尖腋后线处	置入 12mm 穿刺套管
2）第二穿刺点：腋前线肋缘下 2cm 处	置入 5mm 穿刺套管
3）第三穿刺点：腋中线髂嵴上 2cm 处	置入 5mm 穿刺套管
（3）分离腹膜外脂肪，切开肾周筋膜	递分离钳，超声刀分离腹膜外脂肪、切开肾周筋膜
（4）暴露肾上极	递吸引器、超声刀沿肾脏内上方分离，切除肾上极部分
（5）处理肾上腺血管	脂肪囊，暴露肾上极递超声刀游离肾上腺动脉及肾上腺中央静脉，递施夹器夹闭并离断

续表

手术步骤	手术配合
(6)切除肾上腺	递超声刀切除肾上腺上极与膈连接组织,完整切除肾上腺
(7)取出标本	递分离钳将标本放入标本袋内取出
(8)排出二氧化碳气体,拔出穿刺套管;清点用物,关闭切口	同本章第一节后腹腔镜肾囊肿切除术

4)其余同本章第一节后腹腔镜肾切除术。

(五)后腹腔镜肾蒂周围淋巴管结扎术

1. 适应证

(1)乳糜尿长期反复发作、伴或不伴肉眼血尿、经保守治疗或硬化治疗无效者。

(2)乳糜尿出现下列情形之一者:①反复发生肾绞痛;②贫血和(或)体重减轻。

(3)因乳糜凝块堵塞尿路。

2. 麻醉方式　气管插管全身麻醉。

3. 手术体位与手术室设置(图 9-11)　升桥侧卧位。

4. 物品准备

(1)设备:腹腔镜系统、电外科设备、超声刀。

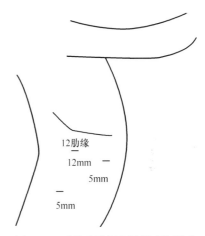

图 9-10　后腹腔镜肾上腺肿瘤切除术套管安置的位置

(2)器械:常规开腹手术器械;腹腔镜手术器械:包括 0°或 30°腹腔镜、穿刺套管、分离钳、双极电凝钳、分离剪、冲洗吸引器、施夹器等。

(3)其他:除常规物品外,另需自制扩张球囊、2-0 不可吸收缝线。

5. 手术步骤与配合(表 9-5)

表 9-5　后腹腔镜肾蒂周围淋巴管结扎术手术步骤与配合

手术步骤	手术配合
(1)消毒皮肤,铺手术单;连接设备	同第本章第一节后腹腔镜肾切除术
(2)建立腹膜后腔,安置套管(图 9-12)	
1)做第一穿刺点:第 12 肋尖腋后线处	置入 12mm 穿刺套管
2)第二穿刺点:腋前线肋缘下 2cm 处	置入 5mm 穿刺套管
3)第三穿刺点:腋中线髂嵴上 2cm 处	置入 5mm 穿刺套管
(3)切开肾周筋膜和肾周脂肪	递超声刀切开肾周筋膜和肾周脂肪,显露肾脏
(4)肾周淋巴管离断	递双极电凝钳、超声刀分离肾周包含大量淋巴管的脂肪和疏松结缔组织,递施夹器钳夹并离断
(5)肾盂、输尿管上段淋巴管离断	递超声刀离断肾盂、输尿管上段周围扩张淋巴管
(6)肾蒂血管周围淋巴管离断	递分离钳、超声刀切开肾血管鞘,离断肾动、静脉、输尿管之间的淋巴管

续表

手术步骤	手术配合
(7)固定肾脏	递持针器、2-0不可吸收缝线将肾上极包膜与腰背筋膜缝合固定
(8)排出二氧化碳气体，拔出穿刺套管；清点用物，关闭切口	同本章第一节后腹腔镜肾切除术

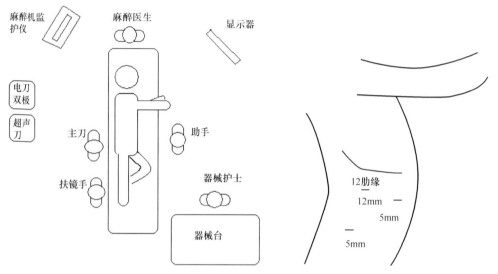

图 9-11　后腹腔镜肾蒂周围淋巴管结扎术手术体位　图 9-12　后腹腔镜肾蒂周围淋巴管结扎术套管安
及手术室设置　　　　　　　　　　　　　　　置的位置

6. 操作注意事项

(1)~(3)同本章第一节后腹腔镜肾切除术。

(4)护理操作

1)静脉建立于健侧，体位架固定牢靠，所有关节应位于功能位，受压部位给予软垫保护。

2)手术中注意保暖，防止发生低体温。

3)传递和使用施夹器时，需配合镜下仔细观察，防止无意击发导致夹子滑脱，记录使用数量。

第二节　输尿管手术

一、应用解剖

输尿管为成对的肌性管带，属腹膜外位器官。在腰大肌前方走行，下端终于膀胱三角，右侧上端高度相当于第二腰椎横突，左侧对应第一腰椎横突。全长在男性为 27~

30cm，女性为25~28cm。输尿管可以分三段：上段（肾盂至骶骨上缘）、中段（骶骨段）、下段或盆段（自骶骨向下）。输尿管全长有3个狭窄：输尿管起始处、跨越髂血管处、输尿管穿膀胱壁处，是输尿管结石嵌留部位。

输尿管的血供呈节段性分布，上1/3段输尿管由肾动脉分支供应；中1/3段由腹主动脉、髂总动脉分支、精索内动脉或卵巢动脉、子宫动脉供应；下1/3段由膀胱上、下动脉供应（图9-13）。

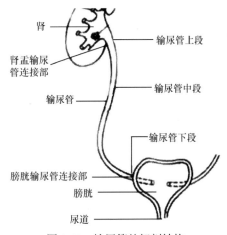

图9-13 输尿管的解剖结构

二、手 术 配 合

（一）后腹腔镜输尿管切开取石术

1. 适应证
（1）输尿管结石>1cm，体内停留时间超过2个月者。

（2）输尿管中下段>2cm的结石。

（3）采用ESWL、输尿管镜或经皮肾镜治疗失败者。

（4）出现结石嵌顿致输尿管严重梗阻、输尿管黏膜水肿。

2. 麻醉方式 气管插管全身麻醉。

3. 手术体位与手术室设置（图 9-14）升桥侧卧位。

4. 物品准备

（1）设备：腹腔镜系统、电外科设备、超声刀。

（2）器械：常规开腹手术器械；腹腔镜手术器械：包括 0°或 30°腹腔镜、穿刺套管、分离钳、取石钳、分离剪、电凝钩、持针器、冲洗吸引器等。

（3）其他：除常规物品外，另需自制扩张球囊、4-0 可吸收缝线、标本袋、导丝、双J管。

5. 手术步骤与配合（表9-6）

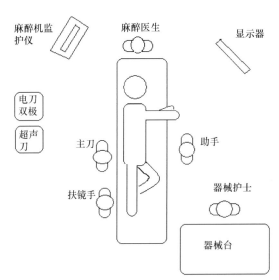

图9-14 后腹腔镜输尿管切开取石术手术体位及手术室设置

表 9-6　后腹腔镜输尿管切开取石术手术步骤与配合

手术步骤	手术配合
(1)消毒皮肤，铺手术单；连接设备	同本章第一节后腹腔镜肾切除术
(2)建立腹膜后腔，安置套管(图 9-15)	
1)做第一穿刺点：第 12 肋尖腋后线处	置入 12mm 穿刺套管
2)第二穿刺点：腋前线肋缘下 2cm 处	置入 5mm 穿刺套管
3)第三穿刺点：腋中线髂嵴上 2cm 处	置入 5mm 穿刺套管
(3)显露结石部位输尿管	递分离钳、超声刀分离腹膜后脂肪，切开肾周筋膜，沿腰大肌向深面游离找到输尿管结石
(4)切开输尿管、取出结石	递分离钳夹持结石近端输尿管，递电凝钩切开输尿管壁，递取石钳取出结石
(5)放置双 J 管	递导丝、双 J 管置入输尿管内
(6)缝合输尿管	递持针器、4-0 可吸收缝线间断缝合输尿管切口
(7)取出结石	递取石钳、标本袋取出结石
(8)排出二氧化碳气体，拔出穿刺套管；清点用物，关闭切口	同本章第一节后腹腔镜肾切除术

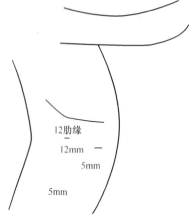

图 9-15　后腹腔镜输尿管切开取石术套管安置的位置

6. 操作注意事项

(1)～(2)同本章第一节后腹腔镜肾切除术。

(3)手术体位：严格执行手术部位核查制度，妥善固定患者，搬动体位时动作避免过大，防止石头移位。

(4)护理操作

1)选择规格合适的双 J 管，传递导丝时注意无菌操作，及时记录。

2)递入腹腔内缝合输尿管的针线要及时取出，以免术中遗漏腹腔内。

3)腹腔内的结石要全部取出，避免遗漏，并妥善放置。

(二)后腹腔镜肾盂输尿管成形术

1. 适应证

(1)明确诊断为肾盂输尿管连接部狭窄合并积水、肾功能损害。

(2)异位血管压迫肾盂输尿管连接处。

(3)高位肾盂输尿管入口合并肾积水。

(4)内镜手术方法失败的肾盂输尿管连接部梗阻(ureteropelvic junction obstruction, UPJO)。

(5)UPJO 继发肾结石、感染。

2. 麻醉方式　气管插管全身麻醉。

3. 手术体位与手术室设置(图 9-16)　升桥侧卧位。

4. 物品准备

(1)设备：腹腔镜系统、电外科设备、超声刀。

(2)器械：常规开腹手术器械；腹腔镜手术器械，包括 30°腹腔镜、穿刺套管、分离钳、分离剪、持针器、冲洗吸引器等。

(3)其他：除常规物品外，另需自制扩张球囊、4-0 可吸收缝线、导丝、双 J 管。

5. 手术步骤与配合(表 9-7)

表 9-7　后腹腔镜肾盂输尿管成形手术步骤与配合

手术步骤	手术配合
(1)消毒皮肤，铺手术单；连接设备	同本章第一节后腹腔镜肾切除术
(2)建立腹膜后腔，安置套管(图 9-17)	
1)做第一穿刺点：第 12 肋尖腋后线处	置入 12mm 穿刺套管
2)第二穿刺点：腋前线肋缘下 2cm 处	置入 5mm 穿刺套管
3)第三穿刺点：腋中线髂峰上 2cm 处	置入 5mm 穿刺套管
(3)游离肾盂及输尿管上段	递分离钳、超声刀打开肾周筋膜和肾脂肪囊，双极钳游离肾盂及输尿管上段，显露狭窄部位
(4)裁剪肾盂输尿管狭窄部位	递分离剪裁剪肾盂输尿管狭窄部，保留部分肾盂与输尿管相连便于吻合
(5)吻合肾盂输尿管	递持针器、4-0 可吸收缝线缝合输尿管与肾盂后壁
(6)放置双 J 管	递双 J 管经戳卡置入输尿管内，递持针器缝合吻合口前壁
(7)排出二氧化碳气体，拔出穿刺套管；清点用物，关闭切口	同本章第一节后腹腔镜肾切除术

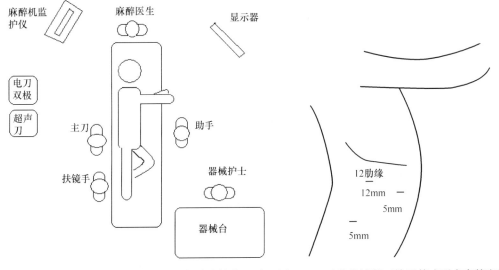

图 9-16　后腹腔镜肾盂输尿管成形术手术体位及手术室设置　　图 9-17　后腹腔镜肾盂输尿管成形术套管安置的位置

6. 操作注意事项

(1)～(3)同本章第一节后腹腔镜肾切除术。

(4)护理操作：术中选择规格合适的双 J 管，传递导丝时注意无菌操作。

(三)腹腔镜下输尿管膀胱再植术

1. 适应证

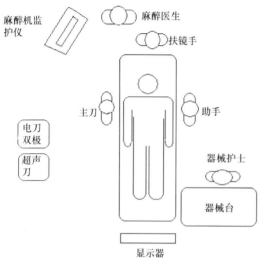

图 9-18　腹腔镜下输尿管膀胱再植术手术体位及手术室设置

(1)输尿管出口梗阻性疾病。

(2)反流性疾病。

2. 麻醉方式　气管插管全身麻醉。

3. 手术体位与手术室设置(图 9-18)患者仰卧位，头低脚高 15°～30°，患侧稍抬高 30°。

4. 物品准备

(1)设备：腹腔镜系统、电外科设备、超声刀。

(2)器械：常规开腹手术器械；腹腔镜手术器械，包括 30°腹腔镜、穿刺套管、气腹针、分离钳、分离剪、双极电凝钳、持针器、冲洗吸引器、施夹器等。

(3)其他：除常规物品外，另需 3-0 和 4-0 可吸收缝线、导丝、双 J 管。

5. 手术步骤与配合(表9-8)

表 9-8　腹腔镜下输尿管膀胱再植术手术步骤与配合

手术步骤	手术配合
(1)消毒皮肤，铺手术单，导尿	递海绵钳钳夹碘酊、酒精纱球消毒皮肤，碘伏纱球消毒会阴部。阴囊下塞一无菌小单，双折中单铺于会阴部，递尿管、尿袋及注射器导尿，递巾钳固定尿袋，按腹部手术常规铺单
(2)连接设备	同本章第一节后腹腔镜肾切除术
(3)建立气腹，安置套管(图 9-19)	
1)第一穿刺点：脐孔下缘	置入 12mm 穿刺套管
2)第二穿刺点：右下腹"麦氏点"	置入 10mm 穿刺套管
3)第三穿刺点：左下腹"麦氏点"	置入 5mm 穿刺套管
(4)游离输尿管	调整手术床位置为头低脚高。递分离钳、分离剪切开盆部侧腹膜，双极电凝钳、超声刀分离输尿管至膀胱交界处，在近膀胱壁处用施夹器夹闭输尿管并离断
(5)切开膀胱壁	递注射器注水充盈膀胱，递超声刀切开膀胱侧后壁至膀胱黏膜下层

续表

手术步骤	手术配合
(6)吻合输尿管膀胱	递持针器、4-0 可吸收缝线间断缝合输尿管膀胱黏膜一针，切开膀胱黏膜层，缝第四针时置入双 J 管，继续缝合黏膜层；3-0 可吸收缝线缝合输尿管外膜与膀胱肌层
(7)检查吻合口无漏尿	递注射器从导尿管口向膀胱内注水
(8)排出二氧化碳气体，拔出穿刺套管；清点用物，关闭切口	同本章第一节后腹腔镜肾切除术

6. 操作注意事项

(1)设备操作：同本章第一节后腹腔镜肾切除术。

(2)器械检查：内镜手术器械的完整性，带电凝器械前端绝缘层有无破损裸露，超声刀头是否无缺损，建立气腹前检查气腹针是否通畅。

(3)手术体位：妥善固定患者，安置肩托并于着力部位衬上缓冲减压垫，防止手术体位变换中滑动移位及术后麻醉苏醒期躁动不慎坠床的隐患。

(4)护理操作

1)术中选择规格合适的双 J 管，注意无菌操作。

2)向膀胱内注水检查吻合口有无漏尿，如发现渗漏需递缝针加固。

3)巡回护士遵医嘱调整手术床。

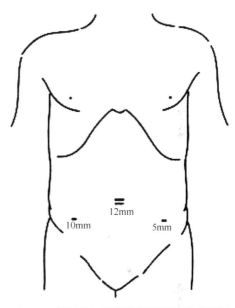

图 9-19 腹腔镜下输尿管膀胱再植术套管安置的位置

第三节 前列腺手术

一、应 用 解 剖

前列腺位于膀胱下方，呈圆锥状，包绕前列腺部尿道。其尖部与尿道括约肌相延续，前方为耻骨联合，后为直肠前壁，在前列腺表面具有前列腺包膜。前列腺周围筋膜按其位置不同可分为：前方前列腺周围筋膜、外侧前列腺周围筋膜、后方前列腺周围筋膜及精囊筋膜。前列腺筋膜与神经血管束发生融合。

前列腺动脉血供主要源于膀胱下动脉，前列腺静脉在其底部形成静脉丛，最后汇聚成数支小静脉回流至髂内静脉。前列腺的淋巴回流主要回流至闭孔、髂内淋巴结(图 9-20)。

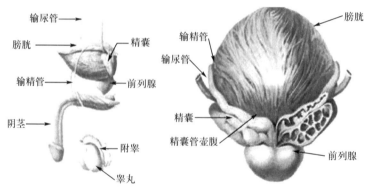

图 9-20　前列腺的解剖结构

二、手术配合

腹腔镜前列腺癌根治术

1. 适应证

(1)年龄在 70 岁以下或预期寿命＞10 年。

(2)临床中低危前列腺癌。

2. 麻醉方式　气管内全身麻醉。

3. 手术体位与手术室设置(图 9-21)　患者仰卧位，臀部垫高 10cm，头低脚高 20°～30°。

4. 物品准备

(1)设备：腹腔镜系统、电外科设备、超声刀。

(2)器械：常规开腹手术器械；腹腔镜手术器械，包括 30°腹腔镜、穿刺套管、气腹针、分离钳、分离剪、双极电凝钳、持针器、冲洗吸引器、施夹器等。

(3)其他：除常规物品外，另需 2-0 和 0 号可吸收缝线、标本袋。

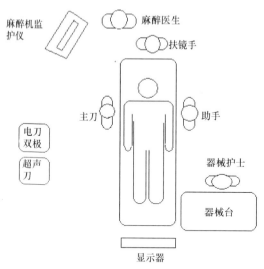

图 9-21　腹腔镜前列腺癌根治术手术体位及手术室设置

5. 手术步骤与配合(表 9-9)

表 9-9　腹腔镜前列腺癌根治术手术步骤与配合

手术步骤	手术配合
(1)消毒皮肤，铺手术单，导尿；连接设备	同本章第二节腹腔镜下输尿管膀胱再植术
(2)建立气腹，安置套管(图 9-22)	
1)第一穿刺点：脐孔下缘	置入 12mm 穿刺套管
2)第二穿刺点：左腹直肌旁脐下 2cm	置入 10mm 穿刺套管

续表

手术步骤	手术配合
3)第三穿刺点：右腹直肌旁脐下 2cm	置入 10mm 穿刺套管
4)第四穿刺点：左髂前上棘水平靠中线 2cm	置入 5mm 穿刺套管
5)第五穿刺点：右髂前上棘水平靠中线 2cm	置入 5mm 穿刺套管
(3)清扫双侧盆腔淋巴结	调整手术床位置为头低脚高。递分离钳、超声刀切开右侧髂动脉处后腹膜，游离并切除髂总、髂内、髂外血管、闭孔神经淋巴结。同法行左侧盆腔淋巴结清扫
(4)游离前列腺背侧	递剪刀切开腹膜反折线，进入膀胱直肠间隙，找到输精管，超声刀切断。向下游离精囊，切开 Denonvillier 筋膜，分离至前列腺尖部
(5)游离前列腺前侧	递超声刀切断脐正中襞，切开腹膜，分离至耻骨后间隙，切开盆内筋膜，清除脂肪组织，双极电凝钳夹止血。递施夹器夹闭耻骨前列腺韧带并切断，递持针器、2-0 可吸收缝线缝扎背深静脉丛
(6)离断膀胱颈	递超声刀切断膀胱颈，施夹器夹闭前列腺血管蒂、双极电凝钳夹止血
(7)离断前列腺尖部尿道，切除前列腺	递剪刀切断前列腺尖部尿道，完全游离前列腺
(8)吻合膀胱尿道内口	手术床复位，插入 F20 号三腔气囊导尿管，递持针器、0 号可吸收缝线缝合膀胱尿道部，气囊注水固定尿管
(9)取出标本	递标本袋、弯钳、拉钩取出前列腺
(10)排出二氧化碳气体，拔出穿刺套管；清点用物，关闭切口	同本章第一节后腹腔镜肾切除术

6. 操作注意事项

(1)~(2)同本章第二节腹腔镜输尿管膀胱再植术。

(3)手术体位：头部垫啫喱头圈，臀部垫高 10cm，上肩托，腘窝处放一长软垫，双上肢放于身体两侧。

(4)护理操作

1)传递和使用施夹器时，需配合镜下仔细观察，防止无意击发导致夹子滑脱。

2)术中冰冻标本及时记录、送检。

3)取标本时应注意无瘤操作，减少肿瘤细胞种植。

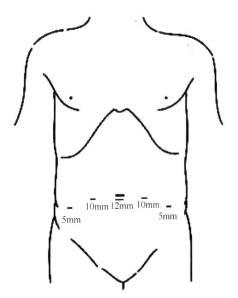

图 9-22　腹腔镜前列腺癌根治术套管安置的位置

第四节　膀　胱　手　术

一、应　用　解　剖

膀胱是储存尿液的器官，空虚时呈三棱锥形，完全位于小骨盆内。膀胱的正常容积，成人为350～500ml，最大时可达到800ml。男性膀胱与直肠相邻，腹膜在膀胱与直肠之间形成直肠膀胱陷凹，在此陷凹下方为精囊和输精管，男性的膀胱颈直接与前列腺基底部相延续，耻骨膀胱韧带与下方的耻骨前列腺韧带相延续。女性膀胱在后方与阴道前壁相邻，腹膜反折在此形成膀胱子宫陷凹，膀胱颈与围绕尿道上部的盆筋膜相邻，女性耻骨膀胱韧带与下方的耻骨尿道韧带相延续。

膀胱的血供主要来自髂内动脉前干发出的膀胱上动脉和膀胱下动脉。膀胱上动脉由脐动脉未闭合部分发出，膀胱下动脉通常由阴部内动脉或脐动脉发出。膀胱的静脉不与动脉伴行，在膀胱底构成静脉网，注入髂内静脉。膀胱的淋巴管主要注入髂内淋巴结(图9-23)。

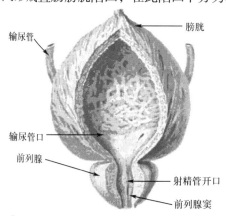

图9-23　膀胱的解剖结构

（输尿管　膀胱　输尿管口　前列腺　射精管开口　前列腺窦）

二、手　术　配　合

（一）腹腔镜全膀胱切除、原位结肠新膀胱术

1. 适应证

(1)浸润性膀胱癌(T2～T4a)期。

(2)反复复发的非肌层浸润性膀胱癌。

(3)卡介苗治疗无效的原位癌。

(4)非尿路上皮癌。

(5)保守治疗无效的广泛乳头状病变。

2. 麻醉方式　气管插管全身麻醉。

3. 手术体位与手术室设置(图 9-24)患者仰卧位，臀部垫高 10～15cm，头高脚低15°～30°。

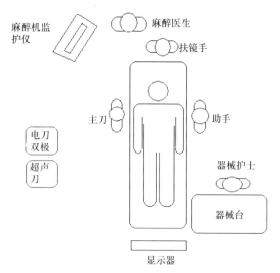

图9-24　腹腔镜全膀胱切除、原位结肠新膀胱术手术体位及手术室设置

4. 物品准备

(1)设备：腹腔镜系统、电外科设备、超声刀。

(2)器械：常规开腹手术器械；腹腔镜手术器械，包括30°腹腔镜、穿刺套管、气腹针、分离钳、荷包钳、分离剪、双极电凝钳、冲洗吸引器、施夹器等。

(3)其他：除常规物品外，另需 4-0 和 2-0 可吸收缝线、生物可降解吻合环、F8号双 J 管。

5. 手术步骤与配合(表9-10)

表9-10　腹腔镜全膀胱切除、原位结肠新膀胱术手术步骤与配合

手术步骤	手术配合
(1)消毒皮肤，铺手术单，导尿；连接设备	同本章第二节腹腔镜下输尿管膀胱再植术
(2)建立气腹，安置套管(图9-25)	递氟尿嘧啶20ml注入膀胱，夹闭尿袋
1)第一穿刺点：脐孔下缘	置入12mm穿刺套管
2)第二穿刺点：左腹直肌旁脐下2cm	置入10mm穿刺套管
3)第三穿刺点：右腹直肌旁脐下2cm	置入10mm穿刺套管
4)第四穿刺点：左髂前上棘水平靠中线2cm	置入5mm穿刺套管
5)第五穿刺点：右髂前上棘水平靠中线2cm	置入5mm穿刺套管
(3)清扫双侧盆腔淋巴结	同本章第三节腹腔镜前列腺癌根治术
(4)游离双侧输尿管	开放尿袋，递超声刀、分离钳于髂总动脉分叉处游离输尿管
(5)游离输精管、精囊	递剪刀切开腹膜反折线，进入膀胱直肠间隙，游离输精管、精囊，递施夹器夹闭后切断。切开 Denonvillier 筋膜，分离至前列腺尖部
(6)游离膀胱前壁、缝扎阴茎背深静脉复合体	递超声刀切断脐正中襞，分离至耻骨后间隙，切开盆内筋膜，递施夹器夹闭耻骨前列腺韧带并切断，递持针器、2-0可吸收缝线缝扎阴茎背深静脉丛
(7)离断尿道	递超声刀切断尿道，施夹器夹闭前列腺血管蒂、双极止血
(8)开腹切口，取出标本	将手术床复位，递22号手术刀扩大切口，弯钳、拉钩、纱布拭血。递卵圆钳夹取标本，专用器具盛装
(9)输尿管逆行插管	递F8双J管，4-0可吸收缝线缝合固定
(10)构建新膀胱	递外用双极钳、蚊钳分离肠管，递荷包钳、荷包线直针处理肠段，递生物可降解吻合环端-端吻合肠管，递小圆针丝线间断缝合浆肌层，聚维酮碘冲洗肠段
(11)修整新膀胱	预留吻合口处结肠带，递15号刀剔除所有剩下的结肠带，递2-0可吸收缝线连续关闭新膀胱两侧断端

续表

手术步骤	手术配合
(12)输尿管再植	递 4-0 可吸收缝线行新膀胱-输尿管再植吻合
(13)新膀胱尿道口吻合	递 F20 三腔气囊导尿管插入尿道、2-0 可吸收缝线间断吻合。递 9×28 角针 10 号丝线固定尿管
(14)排出二氧化碳气体，拔出穿刺套管；清点用物，关闭切口	同本章第一节后腹腔镜肾切除术

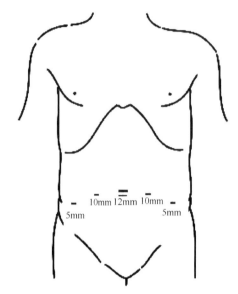

图 9-25 腹腔镜全膀胱切除、原位结肠新膀胱术套管安置的位置

道手术操作盲区的原发单个肿瘤，肿瘤以外的膀胱壁无原位癌者。

(2)膀胱憩室内肿瘤。

(3)膀胱肿瘤浸润膀胱壁者。

2. 麻醉方式 气管插管全身麻醉。

3. 手术体位与手术室设置(图 9-26)患者仰卧位，臀部垫高 10～15cm，头高脚低 15°～30°。

4. 物品准备

(1)设备:腹腔镜系统、电外科设备、超声刀。

(2)器械: 常规开腹手术器械；腹腔镜手术器械，包括 30°腹腔镜、穿刺套管、气腹针、分离钳、双极电凝钳、分离剪、持针器、冲洗吸引器等。

6. 操作注意事项

(1)～(2)同本章第二节腹腔镜下输尿管膀胱再植术。

(3)手术体位：头部垫啫喱头圈，臀部垫高 10cm，上肩托，腘窝处放一长软垫，双上肢放于身体两侧。

(4)护理操作

1)器械护士术中注意遵守无菌技术操作原则，术中已污染手术器械及用物分开放置，不得再用。

2)术中切下的冰冻标本及时登记送检。

(二)腹腔镜膀胱部分切除术

1. 适应证

(1)不能经尿道电切的较大的、位于经尿

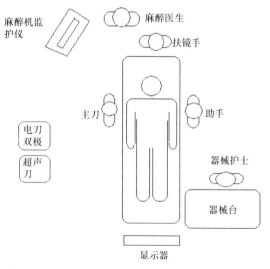

图 9-26 腹腔镜膀胱部分切除术手术体位及手术室设置

（3）其他：除常规物品外，另需 2-0 可吸收缝线、输尿管导管、标本袋。

5. 手术步骤与配合（表 9-11）

表 9-11　腹腔镜膀胱部分切除手术步骤与配合

手术步骤	手术配合
（1）消毒皮肤，铺手术单，导尿；连接设备	本章第二节腹腔镜下输尿管膀胱再植术
（2）建立气腹，安置套管（图 9-27）	
1）第一穿刺点：脐孔下缘	置入 12mm 穿刺套管
2）第二穿刺点：左腹直肌旁脐下 2cm	置入 10mm 穿刺套管
3）第三穿刺点：右腹直肌旁脐下 2cm	置入 10mm 穿刺套管
4）第四穿刺点：左髂前上棘水平靠中线 2cm	置入 5mm 穿刺套管
5）第五穿刺点：右髂前上棘水平靠中线 2cm	置入 5mm 穿刺套管
（3）显露盆腔结构，确认膀胱位置	调整手术床位置为头低脚高，膀胱内注水 200～250ml，观察充盈膀胱位置
（4）切开膀胱，显露肿瘤	递超声刀切开膀胱，递输尿管导管插入靠近肿瘤较近侧的输尿管口作为标记，递双极钳游离部分膀胱
（5）切除肿瘤	递超声刀沿肿瘤切除部分膀胱
（6）修复膀胱	递 2-0 可吸收缝线缝合膀胱，抽出输尿管导管
（7）取出标本	递分离钳、标本袋取出标本
（8）排出二氧化碳气体，拔出穿刺套管；清点用物，关闭同本章第一节后腹腔镜肾切除术切口	

6. 操作注意事项

（1）～（3）同本章第二节腹腔镜下输尿管膀胱再植术。

（4）护理操作

1）静脉通路建立在上肢，双上肢内收于患者身体两侧，妥善固定留置针和输液管道，以防脱落。

2）检查吻合口有无漏尿，如有则需递缝针加固。

3）根据手术需要及时调整手术体位。

第五节　其他手术

一、应用解剖

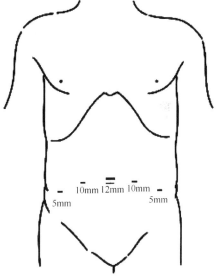

图 9-27　腹腔镜膀胱部分切除术套管安置的位置

精索静脉起自睾丸和附睾，全程分为 3 段：阴囊段、腹股沟段、腹膜后段。阴囊段精索静脉呈丛状分布，10～12 条不等；腹股沟段逐渐汇为 2～3 条；于腹膜后汇为 1 条，左侧直角汇入左肾静脉，右侧在肾静脉下方斜行汇入下腔静脉，约10%汇入肾静脉(图9-28)。

睾丸位于阴囊内，正常成人睾丸左右各一，卵圆形。左睾丸略低于右侧，睾丸分前、后缘、上、下端和内外侧面。前缘游离；后缘有血管、神经、淋巴管出入；上端被附睾头遮盖、下端游离；外侧面隆凸、内侧面平坦，睾丸上有精索悬吊，其下为白膜。睾丸的血供主要来自睾丸动脉；睾丸静脉在精索内形成蔓状丛，向上逐渐汇合成单一的睾丸静脉，左侧直角汇入左肾静脉，右侧汇入下腔静脉。睾丸的淋巴管形成深、浅两层，最后汇入腰淋巴结(图9-29)。

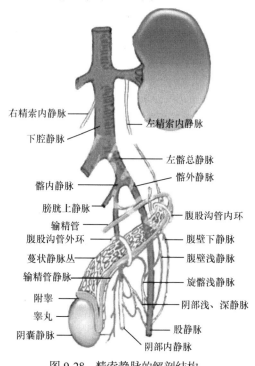

图 9-28　精索静脉的解剖结构

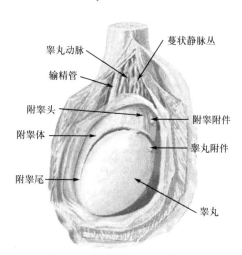

图 9-29　睾丸常见的解剖结构

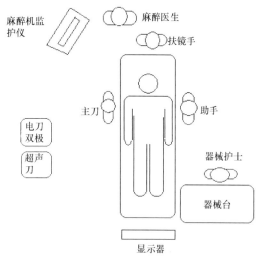

图 9-30　腹腔镜盆腔淋巴结切除术手术体位及手术室设置

二、手 术 配 合

(一)腹腔镜盆腔淋巴结切除术

1. 适应证

(1)前列腺的分期诊断，传统的指标包括：①PSA＞20ng/ml 或 MRI 提示侵犯盆腔淋巴结；②判断临床分期；③作为前列腺手术治疗的一个步骤。

(2)膀胱癌行根治性切除时，要求同时行常规或扩大淋巴结清扫。

2. 麻醉方式　气管插管全身麻醉。

3. 手术体位与手术室设置(图 9-30) 患者头低脚高仰卧位。

4. 物品准备

(1)设备：腹腔镜系统、电外科设备、超声刀。

(2)器械：常规开腹手术器械；腹腔镜手术器械，包括 0°或 30°腹腔镜、穿刺套管、气腹针、分离钳、分离剪、冲洗吸引器、双极电凝钳、施夹器等。

5. 手术步骤与配合(表 9-12)

表 9-12 腹腔镜盆腔淋巴结切除术手术步骤与配合

手术步骤	手术配合
(1)消毒皮肤，铺手术单，导尿；连接设备	同本章第二节腹腔镜下输尿管膀胱再植术
(2)安置套管(图 9-31)	
1)第一穿刺点：脐孔下缘	置入 12mm 穿刺套管
2)第二穿刺点：左腹直肌旁脐下 2cm	置入 10mm 穿刺套管
3)第三穿刺点：右腹直肌旁脐下 2cm	置入 10mm 穿刺套管
4)第四穿刺点：左髂前上棘水平靠中线 2cm	置入 5mm 穿刺套管
5)第五穿刺点：右髂前上棘水平靠中线 2cm	置入 5mm 穿刺套管
(3)辨认盆腔结构及解剖标志	调整手术体位为头低脚高 10°～15°
(4)剪开后腹膜及血管鞘，游离输尿管	递分离剪、超声刀沿髂外动脉表面剪开后腹膜及血管鞘，游离输尿管
(5)清扫髂外动静脉周围淋巴组织	递双极电凝钳、超声刀分离髂外动静脉外膜、淋巴组织、周围淋巴结及脂肪组织
(6)清扫髂内、闭孔、神经周围淋巴结	递超声刀游离，递施夹器夹闭
(7)清扫髂总动脉周围淋巴组织	递超声刀游离清除淋巴结
(8)取出淋巴结	递分离钳将淋巴组织从 12mm 套管中取出送冰冻，检查术野无活动性出血
(9)同法处理另一侧淋巴结组织	配合方法同上
(10)排出二氧化碳气体，拔出穿刺套管；清点用物，关闭切口	同本章第二节腹腔镜下输尿管膀胱再植术

6. 操作注意事项

(1)～(3)同本章第二节腹腔镜下输尿管膀胱再植术。

(4)护理操作

1)静脉通路建立在上肢，双上肢内收于患者身体两侧，妥善固定留置针和输液管道，以防脱落。

2)术中取下的淋巴结应准确标注左右侧、标本名称，及时记录送检。

(二)腹腔镜精索静脉高位结扎术

1. 适应证

(1)青少年精索静脉曲张可能影响生育者应手术治疗。

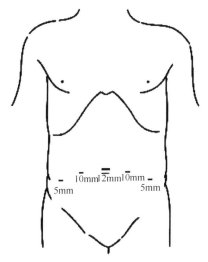

图 9-31 腹腔镜盆腔淋巴结切除术套管安置的位置

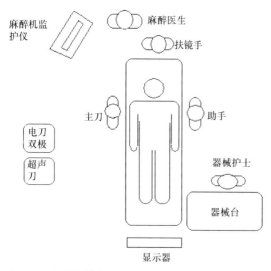

图 9-32 腹腔镜精索静脉高位结扎术手术体位及手术室设置

（2）男性不育症患者精液检查提示精子数和精子活力降低应尽早治疗。

（3）局部症状严重者应手术治疗。

（4）双侧精索静脉曲张。

2. 麻醉方式 气管插管全身麻醉。

3. 手术体位与手术室设置（图 9-32）患者头低脚高仰卧位。

4. 物品准备

（1）设备：腹腔镜系统、电外科设备。

（2）器械：常规开腹手术器械；腹腔镜手术器械，包括 0°或 30°腹腔镜、穿刺套管、气腹针、分离钳、分离剪、双极电凝钳。

5. 手术步骤与配合（表 9-13）

表 9-13 腹腔镜精索静脉高位结扎术手术步骤与配合

手术步骤	手术配合
（1）消毒皮肤，铺手术单	递卵圆钳钳夹碘酊、酒精纱球消毒皮肤；会阴部用碘伏消毒，阴囊下塞一无菌小球，按腹部手术常规铺单
（2）连接设备	检查、连接、调节腹腔镜摄像系统、二氧化碳气腹系统及电外科设备
（3）建立气腹，安置套管（图 9-33）	
1）第一穿刺点：脐孔下缘 1cm	置入 12mm 穿刺套管
2）第二穿刺点：麦氏点	置入 5mm 穿刺套管
3）第三穿刺点：反麦氏点	置入 5mm 穿刺套管
（4）探查腹腔，找到腹股沟内环口	调整手术床为头低脚高，递分离钳寻找精索静脉和输精管
（5）处理精索	递双极钳切开后腹膜，递分离钳分离精索静脉，递双极钳切断精索静脉
（6）彻底检查手术野	递双极电凝钳止血
（7）排出二氧化碳气体，拔出穿刺套管；清点用物，关闭切口	同本章第二节腹腔镜下输尿管膀胱再植术

6. 操作注意事项

（1）～（3）同本章第二节腹腔镜下输尿管膀胱再植术。

（4）护理操作

1）静脉建立在健侧上肢。

2）洗手护士根据手术医生不同习惯准备结扎物品（丝线、超声刀、双极电凝钳）。

3）巡回护士及时调整手术体位并做好保暖。

(三)腹腔镜高位隐睾下降固定术

1. 适应证　睾丸在腹腔内。

2. 麻醉方式　气管插管全身麻醉。

3. 手术体位与手术室设置(图 9-34)　患者头低脚高仰卧位，臀部垫薄枕。

4. 物品准备

(1)设备：腹腔镜系统、电外科设备。

(2)器械：常规开腹手术器械；腹腔镜手术器械，包括 0°或 30°腹腔镜、穿刺套管、气腹针、分离钳、分离剪、双极电凝钳。

5. 手术步骤与配合(表 9-14)

6. 操作注意事项

(1)~(3)同本章第五节腹腔镜精索静脉高位结扎术。

(4)护理操作

1)麻醉前准备好肩垫和吸引器，静脉建立在健侧上肢；小儿患者应注意控制输液量和速度。

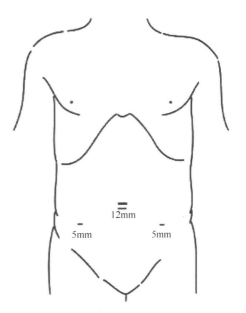

图 9-33　腹腔镜精索静脉高位结扎术套管安置的位置

表 9-14　腹腔镜高位隐睾下降固定术手术步骤与配合

手术步骤	手术配合
(1)消毒皮肤，铺手术单；连接设备	同本章第五节腹腔镜精索静脉高位结扎术
(2)建立气腹，安置套管(图 9-35)	
1)第一穿刺点：脐孔下缘 1cm	置入 12mm 穿刺套管
2)第二穿刺点：麦氏点	置入 5mm 穿刺套管
3)第三穿刺点：反麦氏点	置入 5mm 穿刺套管
(3)探查腹腔，寻找睾丸及精索静脉	调整手术床位置为头低脚高，递分离钳寻找睾丸及精索静脉
(4)游离睾丸，分离其血管引带	递分离剪切开后腹膜，递双极电凝钳游离切断睾丸引带
(5)分离同侧阴囊肉膜	递 15 号手术刀在患侧阴囊底部做一切口，分离容纳睾丸的间隙
(6)睾丸置入阴囊	递 12mm 穿刺套管经阴囊切口插入腹腔，递分离钳钳夹睾丸引带，将睾丸经穿刺套管处拉出置于阴囊皮肤与肉膜之间的间隙，关闭内环口
(7)固定睾丸，关闭阴囊切口	递 6×17 圆针 4 号线固定睾丸，放置橡皮引流条，6×17 角针 1 号线关闭阴囊切口
(8)排出二氧化碳气体，拔出穿刺套管；清点用物，关闭切口	同本章第五节腹腔镜精索静脉高位结扎术

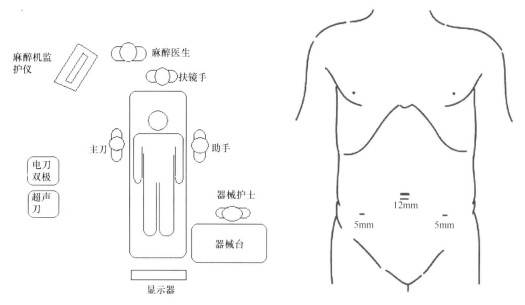

图 9-34　腹腔镜高位隐睾下降固定术手术体位及手　　图 9-35　腹腔镜高位隐睾下降固定术套管安置的
术室设置　　　　　　　　　　　　　　　　　位置

2) 巡回护士及时调整手术体位，做好保暖措施。

3) 严格执行手术器械和手术部位的核查。

参 考 文 献

马潞林. 2013. 泌尿外科微创手术学. 第 2 版. 北京：人民军医出版社

魏革. 2014. 手术室护理. 第 2 版. 北京：人民军医出版社.

徐忠华. 2001. 精索静脉的应用解剖研究. 山东医科大学学报.

张旭. 2014. 泌尿外科腹腔镜手术学. 北京：人民卫生出版社.

钟世镇. 2012. 系统解剖学. 北京：高等教育出版社.